JN107477

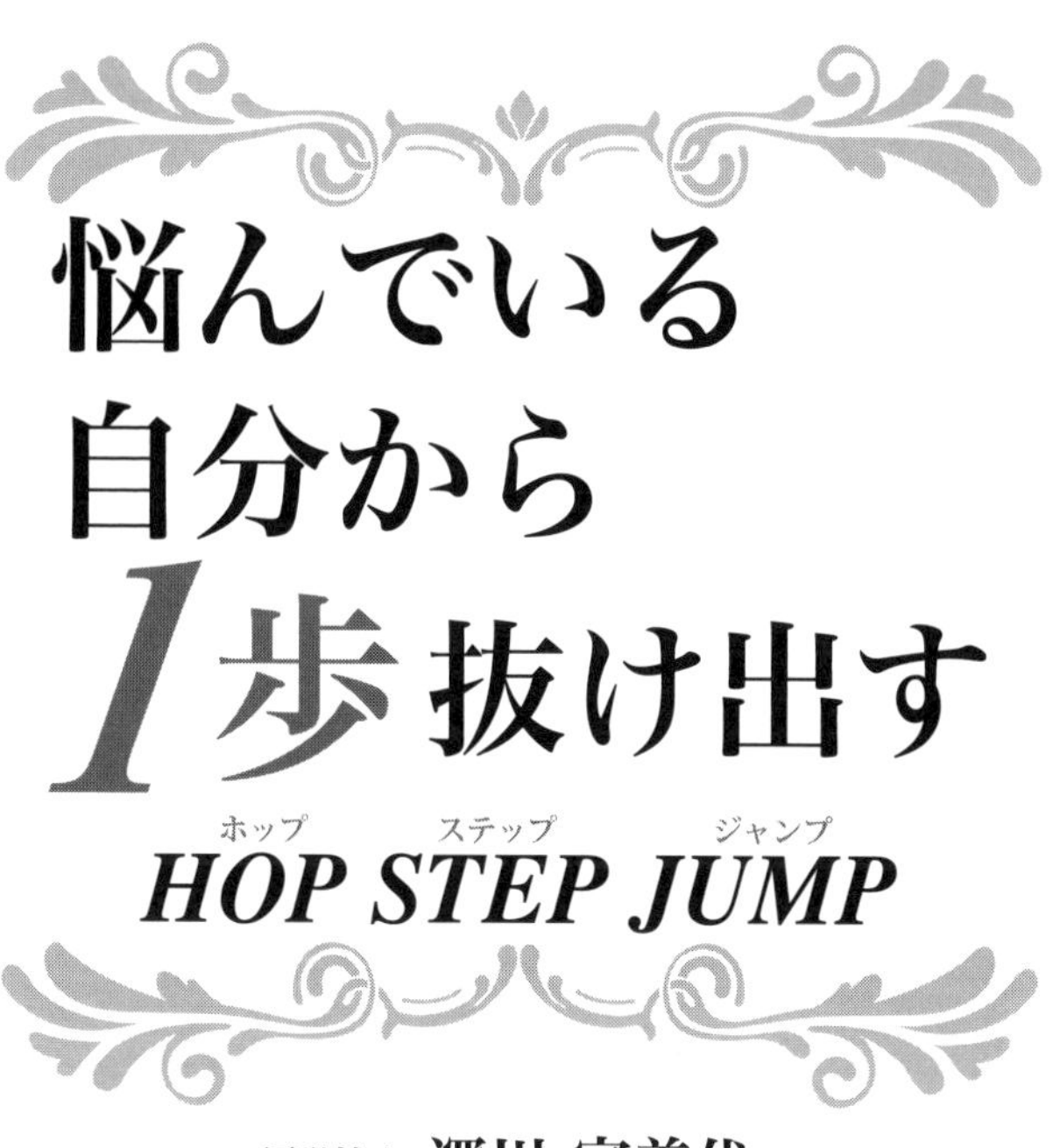

悩んでいる自分から1歩抜け出す

HOP STEP JUMP（ホップ ステップ ジャンプ）

医学博士 深川 富美代

はじめに

人それぞれ、悩みはさまざま。精神的なものや身体的なもの、ちょっとした気掛かりから深刻なトラブルまで。根深いものから時々刻々と移ろうもの、いろいろな悩みが生じます。

身体の不調があると、あれ？ おかしいなと気になります。

肩コリや首コリでも、軽いうちは（パソコンし過ぎたかな？）とか（ゆうべ寝違えたかな？）と気にしますが、すぐに回復すればそれ以上悩みません。けれども慢性的に痛む、少しずつ痛みが増すような感じがすると、（あれ？ なぜ良くならないの？）（年のせい？ 何なの？）と、どうしたら良いものかと悩み始めます。

身体のあちこちの痛みや不調は悩みの種です。

人間関係や自分の生き方について、将来についての不安がある、という精神的な悩みもあります。人それぞれ悩みが違います。悩みの質も量もさまざまです。大きな悩みを抱えている、それほどでもないけれど、これもあれも気になる……まさに悩みは尽きません。

問題は、悩みのネガティブワールドに入り込んでしまうことです。グルグルグルグル、いつもそのことが頭から離れない。何をしていても悩みが浮かんできて楽しめない。食事の最中も、好きな人との団らんの時間でも悩んでいると、どんどん鬱っぽくなってしまいます。

周囲の人との関係も悪くなるし、解決策も浮かびません。負の悪循環になります。その悩みに囚われてしまって、悩みの一極集中状態は危険なのです。

この本では、そのような堂々巡りの悩みから抜け出す方法をご紹介したいと思います。

負の悪循環、ネガティブループから飛び出すために、ぜひ心がけていただきたい「三つの領域」を「ホップ・ステップ・ジャンプ！」で整えていきます。

ホップ・ステップ・ジャンプ！　というのは三段跳びのやりかたです。

右・右・ひだり！　で跳ぶ！　(左・左・みぎ!!　でもＯＫ)　ケンケンパッ！

をイメージしていただいてもＯＫです。

悩みの殻を突破するのに、ホップ！　ステップ！　で身体と心を元気にして、ジャ～ンプ！　で自分の眠っている可能性を開花させる。

悩みから抜け出して飛翔するイメージです。


「み～んな悩んで大きくなった～」というＣＭもありましたね。

悩みが成長のバネになる。問題を乗り越えたからこそ自己達成の喜びがある。

まずは悩みの渦からホップステップジャ～ンプ！　です。

深川富美代

目次

HOP 1

悩んでいても身体を整える

気持ちを安定させる方法

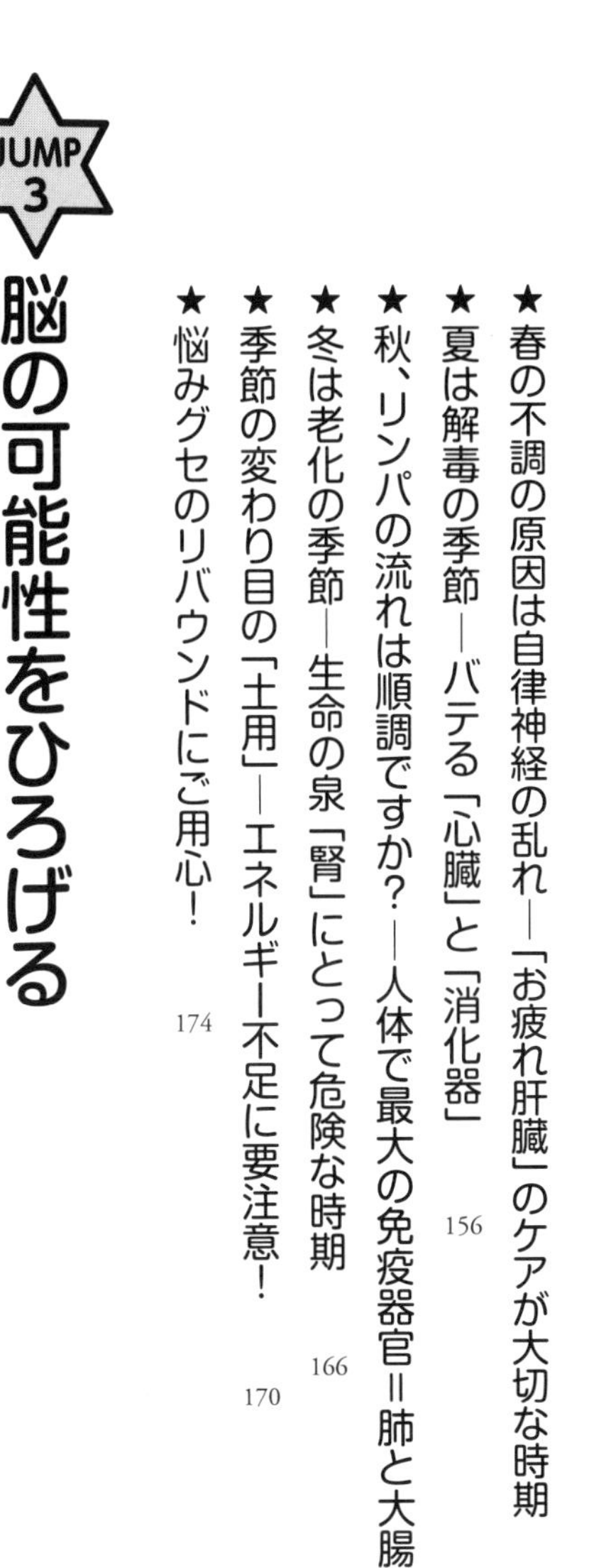

JUMP 3　脳の可能性をひろげる

プロローグ

元気でいるためには、あくまでも自分が主人公

☆自分の正しいメンテナンス法は、できるだけ早く身につけよう

日々、カウンセリングで向かい合う患者さんたちに、面と向かって言いにくいことを書こうと思いました。

ハッキリ言うと、

「直接言えないことを書きました」ということです。

悪口や陰口ではもちろんありません。

言い換えると、

「今のあなたに直接は言えないけれど、きっとわかってくれるだろうと思い、本当に伝えたいことを書きます」

ということでしょうか。

まさに「ラブレター」です。

自分のことを一番に考えてくれるのは、そして最後の瞬間まで寄りそってくれるのは、自分しかいません。


「自分のことは自分で」というのが自立した大人ということでしょう。

年を取っていくということは、毎年新しい自分に出会うということです。

成長する期間はわかりやすいのです。成長曲線など多くのデータもあるし、成人になるまではよくも悪くも、同じくらいの年齢の人に囲まれていますので、だいたい周囲を見ていれば成長の様子もわかりますし、何かあっても相談しやすい環境です。


ところが、成人になって就職したり結婚したりすると、大勢の同世代の仲間の中にいる、という状況から徐々に離れていきます。

就職しても、同期は数名か自分一人だけ。子育て中も同世代がちらほらいるとはいえ、関わり合う年齢層の幅が広がります。

「最近、近所が若い人ばかりで高齢者がいなくなって、話し相手がいないのよ〜」

と年配の方がおっしゃっていました。

日常的に同じ年代の方々と一緒にいられる機会はどんどん減っていきます。

年をとるにしたがって、自分の身体の内外にいろいろな変化が現れますが、個人差が大きくなる上に、他の人の状態を見たり相談したりの機会も減ってきますので、（何だかハッキリわからないなあ、この症状。こんなもんなのかしら）という感じになったりします。不安症、心配性の人は、ついついテレビなどの情報に振り回されがちです。


自分の正しいメンテナンス法は、できるだけ早く心得て身につけてほしいのです。正しい呼吸法や、安定した姿勢、足裏を使う歩き方、舌の位置、などはぜひ子どもの頃から身につけてほしいと思っています。知らず知らずに健康を維持できる第一歩です。近くに子どもさんがいらしたら、ぜひ習得させてあげてください。

☆自分の健康を常に「心と頭と身体」のトリオで気遣おう

落とし穴は、「予防法を続けるモチベーションは低い」という事実です。

冬になって風邪を予防する、とか花粉症の前の予防などの目先の予防法は、効果も実感しやすいのですが、「年をとってからも、ずっと今と変わらない健康を保つための予防法」というのでは、かなりやる気も低下します。

外科的な「悪くなったところを手術して治りました」というのではなく、内科的な「悪くならないようにこれを継続しましょうね」というものなので、続けても特に変わらない。「あれ⁉　別に何も良くならないじゃない」ということになり、中断しがちです。

けれども、不健康になってしまってからでは遅いのです。

「覆水盆に返らず」で流れてしまった水はもう元には戻せないのです。

ただし、ことが起こってしまうまでは何の症状も出ませんので、自分の内面の状態に気付かずに放置してしまうと大変なことになります。

心身の病気や障がいは、虫歯のように目に見えないし、見ながら歯磨きすることもできません。

けれども、自分の身体は、胃や腸などの内臓も、骨も関節も血も筋肉も脂肪もみんなみんな、歯磨きをするように、日常的にケアが必要です。

心身のケアの方法は自分の健康を常に、「心と頭と身体」のトリオで気遣っていただきたいのです。

☆そこだけにこだわるのではなく、身体全体をホールでケアする

クリニックのカウンセリングには様々な悩みをもった方が来院されます。

「職場の人間関係がうまくいかない」

「介護で疲れている」
「便秘が続いて、眠れない」
「更年期でイライラする」
「子供が不登校で悩んでいる」
「糖尿病が悪化した」
「膝が痛い」

心のストレスから身体のストレス、さまざまです。心身相関がありますので、人間関係のストレスで不眠になる、食欲が落ちる、もしくはヤケ食いして便秘になってしまった、などの心→身体のケース。

更年期がひどいので、いつもイライラして家族に怒鳴り散らして、夫とうまくいかない。身体の痛みがひどくて眠れなくなり、うつ症状になった、などの身体→心のケース。

心↓身体↓心↓身体↓心↓身体↓心↓身体……と悪化してしまいます。

来院された方々は、「何とかすぐに悩みを解消して、元通りの元気な状態になりたい！」と切羽詰まっています。

何とかこの場で少しでも改善して楽になれるように、「今ここにある悩み」にアプローチするわけです。

ここで、さきほどの、「今は言えないけど本当は伝えたいメンテナンス法」が登場するのです。

人間関係で悩んで布団の中で眠れずに悶々としても、「手足の運動をしたり身体のストレッチをしてください」。

膝が痛くて動けなくても、「深呼吸したり、座ってできるストレッチをしたり、楽しい好きな音楽を聴いたりしてください」。

「美しい花を見たり、美味しいものを味わったりしてください」。

つまり、メンタルにしても身体の痛みにしても、そこだけにこだわるのではなく、それ以外の心・頭・身体で使っていないパーツをできるだけ活性化してほしいのです。**今、自分が悩んでいることを悩みながらで構いませんので「他の部分を動かす」のです。**

自分全体をホールでケアすることをいつも心がけていただきたいのです。

☆悩んでいる最中でも、自分全体を活性化させることをしよう

どうしてこれを、目の前にいてものすごく悩んでいる方に直接言えないのかというと、悩んでいる最中には悩みだけに集中してしまうからなのです。

かなり近視眼的になります。

グーッと今ここにある悩みだけに集中していて、他のものに目がいかない。他の

ことを言われても聞き流してしまう。


「いくら悩んでいる最中でも、自分全体を活性化させることをやりましょう」

と伝えたところで
「それはわかっています。今の悩みが解決したら、私もやろうと思います」

「元気になったら、そういうこともやってみます」

という返答になることでしょう。

それは、

「今悩んでいる悩みが解決したらきっと元気になる。今の悩みが解消したら元通りの健康に戻る。だから、それが終わってからでも、ぼちぼち体に良いことを始めよう」

とほとんどの方が思っているからなのです。


これが実は大間違いです。

人間関係で悩んでいる人は、それが解決してもまた次の人間関係の悩みが生まれます。

膝が痛いからとじっとしたまま痛みの治療ばかりして動かないと、今度は腰痛や背部痛が起こります。

若い時には、少々のブランクがあってもすぐに回復して元通りになりますが、悲しいことに中年期を過ぎてしまうと、どんどんリカバリー能力が低下してしまうのです。

悩みは次の悩みを生みます。

自分自身の力でリカバリー能力を内側から生み出さない限りは、どんどん悪循環のループに巻き込まれてしまうのです。

悩んでいるときでも、動きましょう。

悩んでいるときほど、細胞全体を活性化させることをしましょう。

身体と心の基礎力をつけましょう。
それができるのは自分しかいません。

医師も治療者も施術者も、医学の専門家もメンタルの専門家も、サポートや治療をしてくれますが、あくまでも元気でいるためには自分が主人公です。

心身に良いと言われることでも自分が選択し、実行しないとできません。

活性化すること、改善すること、よりよい健康を維持していくこと、自分が快適で幸せに生きること。

そうすると、自分の悩みだけに集中する生き方ではなく、自分の内から外の世界へ。もっと開けた世界に可能性が広がっていくことでしょう。

HOP 1

悩んでいても身体を整える

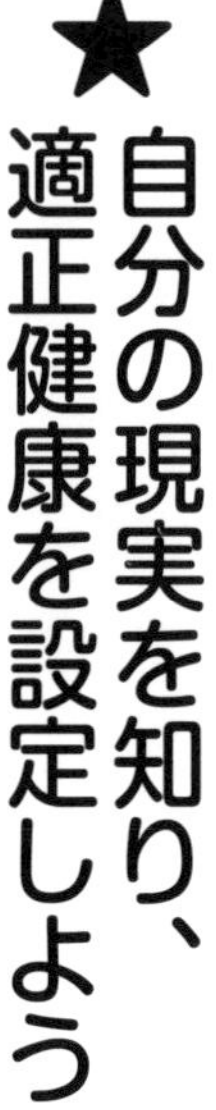

★自分の現実を知り、適正健康を設定しよう

物には適正価格というものがあります。一本の大根が三〇万円ということはなく、一〇円のダイヤモンドもありません。自分がイメージする「こんな健康体でいたい」という姿も適正な設定目標が必要です。

何事も過ぎたるは及ばざるがごとし、のたとえ通り、あまりに今の自分とかけ離れた健康を目標にしてしまうと、どんなに努力しても行きつかずに不完全燃焼感が残ります。

近年の平均寿命は女性八七・三二歳、男性八一・二五歳（二〇一九年）と厚生労

働省から発表されました。幼少時にお亡くなりになった方を含む平均寿命ですので、中年期から上の年齢の方々は、好むと好まざるとにかかわらず、一〇〇歳まで生きると考えて計画を立てた方が良さそうです。

このままいくと一二〇歳まで人類は生きるようになるのでは？　とも言われていますので、人によっては、一二〇歳までの人生設計が必要だと思われる元気な方もいらっしゃることでしょう。

一〇〇歳まで健康で好きなことができている自分でいるために、今からできることは何だろうか？

どのくらい元気だったら、一〇〇歳超えても自力で行動できるのか？

昔から、「若いときは時間もあって健康だけどお金がない。中年になるとお金もあって健康だけど時間がない。高齢になると時間とお金はあるけど健康がない」と言われていますが、せっかく時間のゆとりができて好きなことができる、というときになって、「健康でないのであきらめる」と言うのは、本当にもったいないことです。

マンションや建築物に耐久年数があるように、私たちの耐久年数が一〇〇年であれば、それ相応のメンテナンスをしないといけません。

大切に使ってきているのか、酷使してきたのか。どの部分に不調がでているのか。治療や改善の必要な箇所はどこなのか?


まずは自分の現実を知ることが大事です。


どこをどういうふうに気を付けていくのか、自分の目指すありようをイメージします。

このときに大切なのが、自分にとっての適正な健康度を目指すということです。不健康な人ほど、TVで活躍している飛びぬけて美しく元気な芸能人や、二〇歳の頃の自分を目標にしたりします。

励みにするのは良いのですが、健康は人生を楽しむために必要最小限に保てば御の字、くらいに適正健康をイメージしてみましょう。

★自分の健康を守るのは自分しかいないと覚悟を決める

自分の健康を守るのは自分しかいない、と覚悟しましょう。病気は病院で治してくれるかもしれません。でも健康にしてくれるわけではありません。

病んだところやケガをしたところを元に（近いところ）まで戻すのが「治療」です。マイナスからゼロになるだけで、プラスアルファにしてくれるわけではありません。

眼や耳の不調で病院に行ったら、「加齢によるものですね」と言われただけだった！　と憤慨する方がおられます。医師としては、「心配はいりませんよ。何らかの病気ではなく、皆が自然と年を取ると出てくる症状なんですよ。放っておいても大丈夫ですよ」と伝えたいのでしょう。

けれども言われたほうからすると、「失礼な！　私を年寄り扱いして！」「年取ったら、もうどうしようもないってことなの⁉」という怒りと、「心配がある病気じゃなくても、今まで無かった症状なんだから何とかしてくれようとしたって良いじゃないの！」という無念さで、「何でもかんでも年のせいでしょうと言われる！」と中高年を過ぎて訴える方も多いのです。

何とか食い下がって、「ではどうしたら良いのでしょう？」と聞くと、たいがいは「バランスのとれた食生活、適度な運動、正しい生活習慣を始めることですね」という模範解答が返ってきます。確かにそうなんですが……。

確かに、老眼、耳鳴り、軟骨・関節の痛みなどを始め、生活習慣病やロコモティブシンドローム（運動機能の低下症状）は加齢とともに増加します。

けれども、人によってその症状や出方には、早いか遅いかの年齢差と、軽いか重いかの重症度の差が明らかに存在します。

一番大切なのは、やみくもに嫌がらないこと。毛嫌いしないことです。確実に少しずつ年齢を重ねてはいるのですから、絶対に老いないようにしようと思うと、別の心の病になります。

仏教でも自分の思い通りにならない苦しみを「生老病死」の四苦としていて、「老い」は自分でコントロールできない苦しみなのですから、あまりそこに固執してしまってはいけません。

仕方のないところは「仕方ないなあ」と気にしない。何とか自分で予防したり改善できる部分は、自力で何とかやろうとする。その見極めと覚悟が必要です。

意外と多くの人が「老眼」はすんなり（私ももう老眼かあ、仕方ないなあ）とあきらめるのに対し、耳鳴りや耳が遠くなるなどの現象については、なかなかあきらめがつかない人が多いようです。信頼できる耳鼻科でしっかり検査や治療をしてもらい、自分でいろいろ工夫をしても変わらず、「加齢によるもの」とわかったのなら、なるべく共存する方向に気持ちを切り替えることが必要です。

「蝉の鳴き声のようなジーっという耳鳴りがします。日中仕事をしたりしていると聞こえませんが、夜静かになると聞こえて我慢できません」と何年も心療内科と耳鼻科に通院している人がいます。

ニュースキャスターの鳥越俊太郎氏が「二〇〇〇年から、耳の中で二四時間、蝉が一〇〇匹くらい鳴いているような感じで、メニエール病もあり難聴とめまいもひどくなり、今は左耳がほとんど聞こえません」とおっしゃっていましたが、そういう我慢のできないような音でも、（仕方がない症状だから）と割り切って日々過ごしている方もいらっしゃいます。

他人の耳鳴りと自分の耳鳴りを聞き比べることはできませんので、自分の気持ちの中で納得して割り切るしかないのです。

神経は気にすればするほど過敏になります。軽い痛みも、（今日も痛みはどうかしら？　痛いかしら？　あ、やっぱり痛い）と、いつも痛みを探り出していると、痛みに対する神経系の感受性が高くなって、ちょっとの痛みでも強く感じるようになったり、普通では全く痛みとは関係ない刺激でも、痛く感じるようになります。

通常の痛覚伝達経路ではなく、脳の記憶や情動に関する活動が起こったりします。つまり「痛い記憶」で痛みを感じるようになるのです。はじめは小さな症状でも、過剰に神経質に反応したりストレスに感じたりしすぎることで、更なる二次的な悲劇を生み出すことも多いのです。

仕方ないものは仕方がないと割り切る。そして受け入れる。

その上で、出現してほしくない現象であれば、できれば死ぬまで体験せずに済ませたい。少しでも遅く、なるべく軽いものであってほしい。

その願いを叶えるためには、予防をしたり改善したりのケアを、さっそく自力で始めましょう。

自分でできることをまずは実行する、と覚悟する。

自分のためにできること、自分しかできないこと、
それは一生ず〜っと最後まで自分をかわいがること。

幸せに生きるための土台である健康を維持するのは、自分なのだと覚悟しましょう。

★心身に良いことを実行する素直さを持とう

まず、中年過ぎて出てきた病気や障がいは、心と身体からのサインである、と自覚しましょう。

同じ疾病の遺伝子を持っている人でも、成育歴や生活習慣などの環境、ストレスの有無などによって、発症したりしなかったりするのです。

遺伝子工学の分野でも、食事からの栄養や生活環境、精神面の影響によってオン／オフになる遺伝子スイッチの存在が明らかになりました。

「四〇歳を過ぎたら自分の顔に責任を持て」と言うのは第一六代アメリカ大統領リンカーンの有名な言葉ですが、四〇過ぎたら、顔はもちろん、身体にも自分の生きてきた特徴が現れてきます。

全てのことが「自分が自ら蒔いた種」であり、「自己流で不健康になった」わけですから、心と身体からのメッセージである不健康に対しては「今までありがとう」という感謝と、「使い方を間違えてごめんね。これから気をつけるから、どうぞ頑張ってね」という気持ちを持たないといけません。

そしてここからが本題なのですが、我流で不健康になったわけですから、このまま自己流で良いわけがありません。

素直に、心身に良いことを実行することが必要なのです。

例えば、動かない人も動き過ぎの人も、同じように足腰に障がいが出ることが多いのです。

元々動くのがキライ、苦手という人は、とにかく歩かない、運動もしない、太っているなどの悪条件が重なり、足腰の筋肉が落ちてお腹の脂肪が増え、膝関節の障がいや腰痛を起こします。

運動をし過ぎる人は、中高年過ぎてひざや腰を痛めても、ヒアルロン酸を注射しながらスポーツの試合に出たりしますが、結局ドクターストップがかかり手術をする、というようなケースも多いのです。

元々動くのがキライな人が、足腰が痛くなった後で「適度な運動をしてください」と言われても、痛みを抱えながら運動なんて、とてもできるものではありません。反対に、動くことやスポーツをすることで精神的にもリフレッシュしたりストレスケアになっていた人は、「膝に負担のかかる運動を控えてください」と言われ、動いてのストレス発散もできず更にストレスが加わってしまいます。

けれども振り返れば、こんな状態になる前にきっと心身から何らかのサインが出ていたはずです。

膝が痛い。湿布を貼っても痛みが消えない。そういうときに周囲の人や治療者から、運動しない人は「少し身体を動かした方が良いですよ」とアドバイスされますし、運動し過ぎの人は、「ほどほどにしておきなさいよ」と止められたりします。

要するに両者とも「適切な運動をした方が良いよ」と助言をされているはずです。

ところが、人間、そうすんなりと受け入れません。

「今まで大丈夫だったから」は頑固な人の口癖です。「今までこれでやってきたから」と聞き流してしまいます。

〈アレルギーの「コップ理論〉

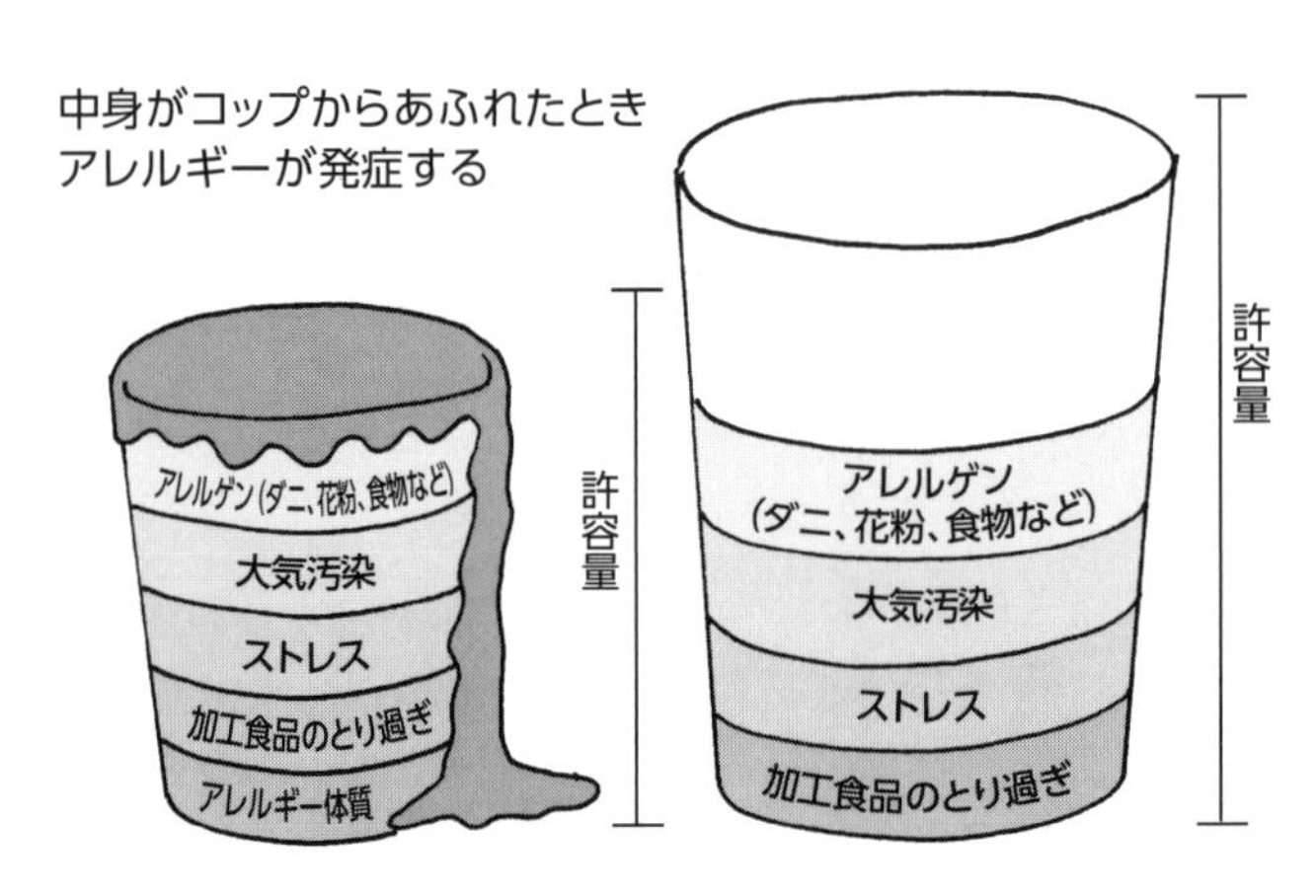

アレルギーの「コップ理論」をご存じでしょうか。

アレルギーが発症するメカニズムの説明として「コップ理論」があります。

アレルギーを起こす要因が少しずつコップにたまっていきます。そして最後の一滴をコップに入れた瞬間に、溢れ出すようにアレルギー症状が出始めるのです。

人によってコップの大きさが違います。幼少時からアトピーやその他のアレルギー体質がある人はコップ自体も小さく、すぐに許容量オーバーして発症してしまいます。

この理論で怖いところは、ギリギリ水が溢れるまで本人にはアレルギー症状が出ないということです。本人は崖っぷちに立っていることに気付かないのです。「まだ大丈夫」「今までも大丈夫だったから、きっとこれからもずっと大丈夫」と言ってそのままの生活を続けていると、その次の瞬間に水が溢れてしまうかもしれないのです。

そして、いったん溢れてアレルギーになってしまったら、もうコップの中に水を戻すことはできません。

自分の心身のパーツごとに、それぞれのコップの大きさも量も違います。ひざ関節がもう崖っぷちかもしれません。胃や腸も病気になる寸前かもしれません。「くしゃみしたらいきなりギックリ腰になった！」という方もおられますが、腰が、がけっぷちだったのでしょう。最後にあふれ出す一滴がくしゃみだったのです。

コップが溢れてからでは遅いのです。

私の場合は、祖母の代から膝の半月板が脆(もろ)いのです。中学一年生の頃に、担任の先生がランニング好きで近くの山をクラス全員でランニングしていましたが、その頃から少し走ると膝がコキコキ鳴って痛くなりました。

当時は同級生に言っても、誰もわかってくれませんでしたが、祖母や母親を見ていた私は、「私も膝が弱いのかもなあ」と自覚していました。それからずっと膝には気を遣って運動をしています。

人よりも小さなコップなのでしょう。もう溢れる寸前だといつも思っています。水泳を続けているのも膝をサポートする筋肉をつけるためです。お酒はおいしくたくさん飲めるから、肝臓などは大きなコップかなあ、と思っていますが。

コップが溢れる寸前に、「これまで大丈夫だったけど、皆が繰り返し同じようなアドバイスしてくれるから、今までのパターンを改めてみよう。変えてみよう」と行動を変えたら、コップの水がギリギリだけど溢れないまま、病気もケガも出ずに、一生思うようにサッサと走り回れるかもしれないのです。

「素直に人の話を受け入れる。素直に実行する」というのは、実は成長するために一番必要な要素です。

自分の健康のためには、心と体のサインを見逃さない。そして自己流を改める際は、心身のサインに従ったり、周囲のアドバイスを取り入れる素直さが大切です。

頭でわかっただけでは、何も変わりません。素直に実行する。それを継続する。人は習慣の生き物ですから、変化に対して抵抗します。慣れ親しんだ行動が快適なのです。

けれども、慣れ親しんだ行動が健康に結びつかない、とわかったら、または周囲の信頼できる人や医療関係者からそう指摘されたら

素直に受け入れて実行する、そして継続する。

それが、これから一〇〇歳まで健康を保つための第一歩です。

私の健康法

膝が悪くなりそうで早くから予防している私ですから、もちろん膝に負担の無い水泳を選んで運動しております（平泳ぎは避けて）。

歩いて五、六分の近場にとても良いウエルネスクラブがあるのです。

はじめは一往復がやっとだった私ですが、今ではそれなりに……（えへへ）水泳を始めて、疲れ知らずの体力がついてきましたが、その他にも二つ、とっても良いことがあります。

一つ目は、最近一、二年にできた新たな楽しみ。

それは、温冷交代浴というもの。

ＴＶでタモリさんが、「温泉と水風呂と交互に一分ずつ入るっていうのを五回繰り返すとお肌がツヤツヤになるんだよ……」と言っているのを偶然聞いて、（あ

れ？　そういえばいつも行っているクラブに温泉と水風呂があったっけなあ！）と
ようやく気付き、それ以降、温冷風呂交互に一分ずつの五回、を繰り返しています。
たまに一緒になるメンバーの方から、「心臓発作起こしそう！」などと冷やかされ
ますが、すごく気持ちが良いのです。
お肌ツヤツヤにはなっているのかな？？？期待してやってます！
二つ目は、プールで泳ぐときは、ゆっくり泳いだりダッシュで泳いだり有酸素運
動―無酸素運動を意識しながらやっているのですが、全速力で泳ぐ（あくまで私
なりの全速力ですが）と、三分でもうクタクタになります。
家でダラダラ～とＴＶのＣＭを見たりしているときに、フト、（あ～、このだら
けている三分間に必死でプール何往復かできるなあ～）と、時間の無駄遣いに気
付くことができるようになったのです。
（ちなみに、このコラムを書くにあたり、タモリさん語録をチェックしてみたのですが、どこに
もこの温冷交代浴の話は載っていませんでした。私の思い違いでしたら申し訳ありません……）

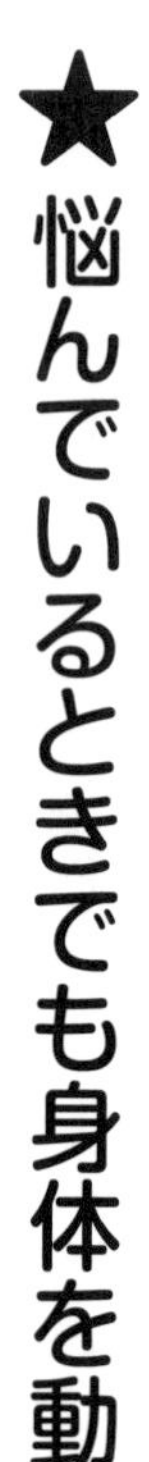

★悩んでいるときでも身体を動かす

悩みや痛みなど苦しいことがあると、他の動物と同じように人は丸まります。本能で、自分が心身共に弱くなっているときには、内臓をかばって頭を下げてなるべく余分なエネルギーを使わないようにします。呼吸も最小限にし、自分を治癒するためのエネルギーを確保しようとします。

「この問題が解決したら、私もきっと元気になれるから、そうしたら身体に良いことをしよう」

「まずはこの問題を何とかしてから」

「今は身体を動かす気にはならない」

皆さん、そうおっしゃいます。

ただし、じっと考え込んで回復しようと丸まっている間に、筋肉はどんどん衰えていきます。代謝も落ちてミトコンドリアはエネルギーを産生してくれなくなるので、身体の大事な栄養素をどんどん使い果たして行き、身体の内部が急速に衰えます。

問題がようやく解決したときには、心身のエネルギーがかなり落ちていますので、気持ちは晴れ晴れするはずなのに、

「なんだか体中が重くてだるい。良くなったと思っていたが、何か病気じゃないか？」

「疲れやすくなっている。急に老化したようで気が滅入る」

といつまでも鬱々気分が続くことになるのです。

悩んでいる間にも、刻一刻と筋肉は落ちるのです。身体の機能が衰えるのです。廃用性委縮といって、筋肉を長期間使わないでいると筋肉と関節がどんどん委縮してしまい、さまざまな心身の機能低下を引き起こします。生活不活発病とも呼ばれます。怖いですね。

更に悪いことには、代謝が落ちた上に、ストレスホルモンが出続け、自律神経系が乱れると、内分泌系・免疫系まで悪影響が及びますので、その間にガン細胞が急速に増殖している可能性もあるのです。

つまり、私たちの体内では日々異常な細胞が発生しているのですが、免疫力が機能していれば、せっせと自然治癒力でやっつけてくれているのです。けれども免疫力の低下がかなり続けば、異常細胞が分裂を繰り返して年月を経てガンとして発症してしまうのです。

実際、悪性腫瘍が見つかる以前に、かなりの間、心身が疲弊していた時期があったと答える方が多いのです。

例えば、クラスの中に一人だけ問題児がいたとして、その子のことばかり一日中考えてお世話をする担任の先生はいないでしょう。他の一生懸命頑張っている子どもたちがやる気を失います。

私たちの心身も全く同じです。

悪いところ、問題点ばかりを「どうしてだろう？　何とかしないと」と、かまってばかりいたら、他で頑張ってくれている筋肉や血液、臓器など、細胞全部がやる気を失ってしまうのではないでしょうか。

最近の研究で「細胞に意思がある」ことがわかってきていますので、きっと、そういう仕組みに違いないと私は思っています。

「心の問題や身体のどこかにトラブル・痛みがあって辛い」という場合でも、「心の問題や身体のどこかのトラブル」だけに集中して悩むのではなく、自分の身体全体を活

性化することをしていきましょう。

ご自分の心身全部が、一つのクラス、チームメイトだと思ってください。まさに、One for all, all for one（一人は皆のために、皆は一つの目的のために）の精神です。

★じっとしていると「脳のひまつぶし」と「脳の暴走」が始まる

ヒトは動物です。動いて狩りをして食糧を得るという本能がインプットされています。人間は体温が二〇℃以下になると死んでしまうため、体温を一〇℃以下にして冬眠する動物のように、冬眠することもありません。

一年中動くことができる生き物なのです。

うつ状態になったり、ストレスや不安神経症などで、「身体を動かす気力もありません」という方々のカウンセリングをすると、ほとんどの人が、「気力も湧かず、横になってゴロゴロしている間中、ずっとこうなった原因の出来事をグルグル考えていました」とか「いろいろ考えるんですよ。考えが堂々巡りをしていることがわかるけど、ループから抜け出せない感じなんですよ」と言って、その間にグルグル考えていたことを報告されます。

私はこれを「脳の暇つぶし」、「脳の暴走」と呼んでいます。

実際は動くことができる健康な機能があるにもかかわらず、動かない状態の身体に対して、動物の動く本能のある人間は、「何か動かさないと」ととりあえず動ける機能「脳」を作動させるのではないか、と思っているのです。

元々は生き延びるためのサバイバルのために、動物の脳は進化してきたと考えられています。いかにして生き延びるか？　食料はどう狩るか？　狩りができないときには木の実などを収穫して、更には栽培して……と脳を働かせてきたのです。

活動できるはずの身体が動かないときに、とりあえず何かを動かして「動いている状態」をキープしよう、と脳が空回りをするのでしょう。

暇を持て余して、ただ「何かしなくっちゃ～」と焦っているだけなので、「脳のひまつぶし」の状態で悩みについて考えてみたところで、脳はポジティブなアイディアを出せません。

まさに「下手な考え休むに似たり」です。

脳はサバイバルのために、失敗や危険なことなどを二度と繰り返し体験しなくて済むように、ネガティブな情報を強くインプットして記憶に刻み付けています。

人は三分間継続して考えたら、ネガティブな考えになってしまう、と言われています。身体を動かさずに「脳の暴走」が始まってしまうと、どんどん次から次へとマイナス要因を記憶の底から引っ張り出してくるので、最終的にはネガティブで自虐的な考えしか浮かばないという結果になるのです。

この「脳の暴走」は「暇つぶし」な上に「ネガティブ」ですから、脳の中で繰り返し考えていく内容は、現在の悩み・不満から始まり、「将来の不安か過去の後悔」という今現在ではどうしようもない思いに行きついてしまいます。建設的な考えは浮かんで来なくなるのです。

悩んでいる最中に、この「脳の暴走列車」にうっかり乗ってしまわないようにするには、

悩みがあっても身体を動かしましょう。
悩みがあるときほど身体を動かしましょう。

夫婦喧嘩をしたら、鍋磨きをする、という人がいます。

「怒りで力も入ってお鍋にこびりついた焦げが取れるし、ピカピカになったらスカッとする」と言います。

ストレスが溜まると部屋中の片づけを始めるので、家じゅうがピカピカになって

気持ちがスッキリして一石二鳥だ！　（と思うようにしている）、という人もいます。

そういう身体の動かし方で気持ちが晴れる人は、相当なストレス解消の達人です。

ウジウジ気分から早く抜け出そう！　という自力パワーを感じます。


悩んでいるのに、そこまではできないわ～と思う方でも、手や足でグーチョキパーの体操をしたり、背伸びのストレッチをしたり、お肌のお手入れをしたり。


とにかく何でも自分が動ける範囲で構いません。

脳の中のグルグルインナー思考から抜け出すために、何かしら動きましょう。

ちょいちょい脳の暴走が起きるという方は、何かすぐに手を付けられる手段をいくつか持っておくと、手軽に動くことができます。


うちのクライエントさんの知恵としては、次のようなものがあります。
●ストレッチポールやバランスボールを目に付くところに置いている。

●編みかけの編み物を置いている。
●家のワンちゃんや猫ちゃんと遊ぶ。

★五感からの情報をどんどんインプットしよう

脳の暴走でインナーワールドの悪循環にはまらないようにするために五感からのインプットを積極的にすることが大切です。

五感とは、

●**視覚**（見る）
●**聴覚**（聴く）
●**嗅覚**（においを嗅ぐ）

● **味覚**（食べる、味わう）

● **触覚**（体性感覚：触れる）

であり、外部からの情報を取り入れるための機関です。

脳には五感を感知するセンサーがあり、五感からの情報をどんどんインプットすることで、脳が刺激を受け活性化します。

古い情報を繰り返してネガティブワールドに引きこもっている状態で脳が暴走していても、新しい刺激で脳をリフレッシュさせることができます。

なるべく「快」のインプットが効果的です。

人間は視聴覚優位といわれていて、視覚からの情報を脳に取り入れるセンサーが一番多く、次いで聴覚です。

さらに自然の中で五感を使うのが、脳にとっての最高のリフレッシュだと感じています。

よく自分にとって心地よいものを見て、「目の保養だわ〜」という気持ちになりますが、まさにいろいろな感覚を保養させてあげる感じです。外部の心地よい刺激をインプットすると感性が刺激されます。

広大な自然に触れると、景色の美しさに目を奪われます。色とりどりの動植物たちの存在に気付きます。きっと自然の色は私たちと、動物たちが認識しているものとは違うのだろうと思っています。

この世界に生きている動物たちの見え方は種によって違うようです。魚は魚眼レンズで見るような眺めらしいですし、牛や犬も白黒の世界で、赤の認識が少し他とは違うようです。

人間も三原色か四原色かの組み合わせのフィルターを通して自然を見ています。

スミレコンゴウインコの羽の色は鮮やかな青色に見えますが、本当は色がなくて、青の光を反射しているだけだそうです（構造色というらしい）。可視光線で色の見え方が変わるそうですし、人間に見えない紫外線が見える生物もいて、自然ってどんな色をしているのでしょう。不思議です。
私たちの網膜に映し出す色彩には限界があるとしても、自然を直接見ていると、きっと本当の色を私たちの感覚のどこかで感じることができていると思います。

【MEMO】
人間の目の網膜には、特定の波長の光に反応して色覚をもたらす錐体細胞が赤・緑・青の三種類、それに対して哺乳類の多くは、青と黄の二種類、一方、多くの鳥類・爬虫類・両生類・昆虫は四種類の錐体細胞を備え、人間には見えない紫外線を感知できるものも少なくありません。

聴覚に関しては、私たちの可聴域（聞こえる範囲）は二〇Hz～二〇・〇〇〇Hzと言われ、CDもその周波数でカットしてあります。鼓膜振動で感じる可聴域ですが、この範囲を超えた幅で録音したCDと聞き比べをした実験では、ほとんどの被験者がその違いを「聴こえないけど感じる」ことができたのだそうです。

熱帯雨林の自然環境音だけでなく、生の楽器の音、ガムランや和太鼓なども、可聴域を超えた響きとして、感じることができます。

聴覚の限界を超えた領域でも、他のセンサーをフル活用して私たちの感性が活性化するのです。

ですから、視覚聴覚を含めた五感からのインプットに関して人間のそれぞれの認知機能には限界があるとしても、人間の未知の領域や潜在能力のサポートで、きっと、もっともっといろいろな何かを感じ取っているのでしょう。それが感性プラス第六感と呼ばれるものなのかもしれません。

なるべく自然の音を聞いて、自然の色を見て、自然の空気に触れて、自然を匂ってみると、無意識レベルできっと多くの何かをインプットでき、脳の可能性も私たちの感性も無限に広がると思います。

自分の可能性が大きく広がるので、今までの自分の悩みが小さく思えたり、解決の糸口がふと見つかったり、新たな気付きが訪れることでしょう。

★心・頭・身体のバランスが大切、トータルで健康になる

自分の健康を考えるときに、心と頭と身体トータルでの健全さが大切です。

- ●心は、自然に湧き上がる気持ちや感情、感性　右脳的　情動脳
- ●頭は、考えること、論理的思考、理論的思考　左脳的　理性脳
- ●身体は、生命を維持する本能、心と頭を入れる肉体の器、身体脳、反射脳

と分類して考えてみましょう。

三つがともに協力し合ってバランスが取れているのが健康な状態です。

職場や何かの会やサークルで辛いことがあって、**心**が（いやだ、いやだ。行きたくない）と訴えるときがあります。

身体もそれに伴って、夜眠れなくなったり、食欲が落ちたり、胃痛や下痢が始まったりします。

こんなときに**頭**で考えて、「こんなことで休んじゃダメだ。イヤなことでも我慢して耐えるのが社会人の務めだ！」と**心**と**身体**の声を聞かずに勤務を継続していると、そのうち完全な不眠になり朝も起き上がれず、気力も体力も無くなってしまい、うつ病と診断されることになりかねません。

これは、頭が理論的に判断して、「〜すべきだ！　しないといけない」と義務やルールを重んじ過ぎて健康を害するパターンです。

明日は大事な仕事がある、会合や用事がある。（しっかり準備をして睡眠を摂って明日に備えないといけない）と頭ではわかっているのに、ついつい楽しいからとネットゲームを止められない。ネットショッピングにはまって時間が過ぎる。ＴＶやＤＶＤ、ネット動画を見ていて、どんどん睡眠時間が無くなってしまう。

また、食事制限をしないといけないと言われているのに、好きなものばかり暴飲暴食したり、ストレス解消でやけ食いをしたり。

結局、心のままに自由にふるまってしまい、頭の理性もどこへやら。睡眠不足や生活習慣病を引き起こして身体を壊してしまうケースです。

脳の進化過程で発達してきた「**情動脳**」や「**理性脳**」は、人間らしさの象徴である感情（**心**）や理性（**頭**）の源ですが、それゆえに、いろいろ現代的なストレスに過敏に反応してしまいがちです。

それに比べて、原始の脳である「**身体脳**」（反射脳、爬虫類脳）は、爬虫類から哺乳類、人類にもすべての動物に備わっていますので、死ぬまで健康に「何とか生き抜く」という本能が土台です。

「身体脳」には死ぬまで元気で活動できることがインプットされています。

ですから野生動物に自傷行為や自死もありません。肥満のトカゲもいないし、便秘のコヨーテもいないのです。

まずは健康で長生きするための原点である「身体」から整えていきましょう。

★身体の声は健康の指南役

よく「身体の声を聞け！」といいます。が、これは身体がまず本当に「健康な場合」のことです。

健康であれば、疲れたときには疲労回復に必要なことを身体が求めます。

今足りない栄養素があれば、補充してくれと身体が要求します。

水分不足なら、（喉が渇いた〜、水分補給しなきゃ〜）と身体が水分を欲します。

休養が足りなければ、眠らせようとします。


食べ物を例にしましょう。

元気の出るガッツリしたお肉や魚をガツガツ食べたくなるときもあれば、さっぱりした冷ややっこや野菜を食べたくなるときもあるでしょう。


健康であれば、季節に応じて食べたいときに食べたい物を食べる、という食事が、自分にとってベスト！　となります。


そして本当に健康であれば、好きなものを好きなだけ食べているつもりでも、自然に、「適正な物を適量食べている」という状態になっているものなのです。

ところが、不健康な状態のときはどうでしょう。欲しくなる食べ物が、身体に必要な食べ物ではなく、「嗜好食品」に走ってしまいます。

特に、「自己破滅型」の精神状態にあるときには、自分にとって「食べてはいけない！」物ばかりを、葛藤をため込みながらもかき込むことになります。

例えば、糖質制限が必要なのに、ついつい甘い物ばかりに手が伸びたり、ストレス発散のためにストレス食いや暴飲暴食をしてしまったり。お腹がすいていないはずなのに、口寂しい物足りなさから夜中に飲食してしまったりします。

また逆に、身体が水分を欲していても、（寝る前には水分を控えないと。夜中にトイレに起きないように）と**身体**の声よりも**頭**で考えて我慢してしまい、少しずつ「身体の声」を無視する習慣が身についている、ということも多いようです。

自然に身体の声を聞いて、それに直観的に従っていたら、ずっと健康だった。という生き方が実は一番楽で「健康的な生き方」なのです。

健康に関して何も悩まなくて良いのですから。

「どうしたら健康でいられるのか？　何を食べたらよいのか、健康でいるためには何をしたらよいのか？」ということを悩んだり考えたりする自分のエネルギーを、どんどんもっと世のため人のため、ほかのことに注げるのです！

現在、不健康な人、何らかの心身のトラブルを感じている人は、「身体の声」が間違った方向に誤作動してしまっているか、身体の声を無視して聞いていない状況です。

★疲れにくい身体にする

現代人は慢性疲労だとよく言われます。

「疲れが取れません」と来院する方もとても多いのです。疲れが抜けにくくなった、いつも疲れている、など慢性疲労は現代病の代表格です。

疲労感は、今の自分の「心身の健康度のバロメーター」であるようです。

心身共に健康であれば、しっかりぐっすり質の良い睡眠をとれば疲労回復できます。

バランスのとれた食事やしっかりした栄養を摂って健康回復していきます。

けれども、慢性疲労の状態になると、大事な睡眠や食事さえも思うように確保できないようになってくるのです。


疲れは、肉体的疲労、精神的疲労、神経疲労の三つに分けられます。


身体はそう疲れていないのに、気を遣う相手だったので精神的にボロボロに疲れた～ということは多いものです。

反対に、山登りをして足腰はものすごい筋肉痛で身体は疲れたけれど、気分的にはリフレッシュした～ということもあります。

肉体的な疲労は、休養、睡眠、栄養で比較的簡単に回復できますし、回復度がわかりやすいものです。

けれども精神的疲労は人間関係の悩みごとやストレスなどを原因とした心の疲れであり、神経的疲労は、デスクワークなどで、視神経や脳が過度に緊張した状態が続くことなどが原因で起こる頭の疲労です。

肉体的疲労とは疲労の質が違うので、ついつい対応を間違えてしまいます。

精神的な疲労が多いときに、間違った回復法は

①ストレス解消でやけ食い、アルコールで憂さ晴らしをする。

②思い返してクヨクヨ反省したり、愚痴ったりする。

③食欲が無くなり、ゴロゴロうだうだする。

いずれも精神・神経的な興奮で自律神経の交感神経が優位になって、「戦うか、逃げるか、フリーズ」の状態になっていて、神経だけがずっと興奮しているので、なかなか休養モード（副交感神経）に切り替わらない状態なのです。これでは疲労回復どころか更に心身に疲労が蓄積されます。

精神的・神経的な疲労感ばかりが大きいときには軽く肉体的疲労を付け加えて、心身の疲労バランスを良くした方が良いのです。

メンタルが疲れたときには身体を動かす、という法則がここでも活かされます。

特に、疲れてもすぐに回復できて疲れにくい身体にするために効果的なのは

①筋肉を多くし、脂肪を少なくする。→体脂肪が増えると疲れやすくなる

②血流をよくする。→疲労物質を流す

③アクティブレスト（積極的休養）を取り入れる。→エネルギー産生を高めて、元気回復を助ける。

の三つです。

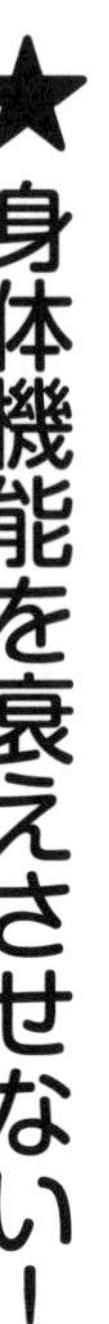

高齢者の施設や病院では、「寝たきり予防」に熱心に取り組んでいます。以前は骨折したり、手術での入院後は、とにかく安静第一、と身体を動かさないようにしていましたが、近年は「老化は足から」「寝たきりは認知症のリスクを高める」ことが常識になり、必要最小限の安静後、ただちにリハビリが推奨されるようになりました。

最近の研究では、視力の低下と認知症の発症の関連がわかってきました。

私たちは「視覚優位」といわれ、平均して外部からの情報の八割は目から得ているとされています。

ですから、眼の病気や障がいで視力や視野が狭まったことで、脳への刺激が減ることが発症の原因だとされています。

身体の衰えが脳機能の低下に直結しているのです。

★身体機能を向上させるメリット

「身体脳」の原始爬虫類時代から、すべての動物には省エネ機能がもれなく備わっています。

使わない筋肉は、「身体脳」から「もうこれは要らないんだね。捨てましょうね」と判断され使えなくなります。廃用性委縮といって、筋肉は使わないとどんどん縮小し弱くなって働かなくなってしまうのです。

宇宙飛行士が宇宙の無重力状態で半年過ごすと、地球に帰ってきた直後は、自力で立って歩くことが困難になります。筋力が半年で一〇～二〇％減少、骨密度も減少するのだそうです。一週間に六回、毎回二時間半もトレーニングをしていたのにも関わらず、です。

負荷がかからないのは寝たきりの状態も同じです。

こうならないためにも、身体脳には、「私は、身体を動かしていて元気です。もっともっとエネルギッシュな身体にしないといけませんよ」という信号を送り続けることが重要です。

そのカギを握るのがミトコンドリアだとわかってきました。

ミトコンドリアは私たちの身体の中で酸素を利用してエネルギーを生産する工場のようなものです。運動すると、細胞内でエネルギーが消費され、そのためミトコンドリアが増えます。動いてエネルギーを必要とすると、その分だけどんどんエネルギーを産出してくれる仕組みになっているのです。

人間の各臓器で消費されるエネルギーは、筋肉で約五割、肝臓で約三割になっています。基礎代謝を高めるには、とりわけ筋肉のミトコンドリアを増やし、活性化させるのがベストで、脂肪細胞にたまった脂肪を、なるべくミトコンドリアの中で燃焼させてやればよい、ということを、ミトコンドリア研究の第一人者の太田成男氏が著書で述べられています。

先ほど「省エネ」の話をしましたが、ここでもこの能力は発揮されます。

毎日千円のお小遣いをもらっている人が、あまり使うことがなく五百円しか必要でなかったら、きっと「じゃあ、次からは毎日のお小遣いは五百円でやりくりしてね！」ということになりますよね。

身体の省エネも同じです。今日身体を動かさずにエネルギーもあまり消費しなかったら、それを察知した「身体脳」からの操作でミトコンドリアがすこしずつエネルギーを産出しなくなるのです。

特に悪いところも無いのに身体を動かさないでいると、どんどん身体を動かす力も減ってきて、なおさら動くのがきつくなる、というマイナスの循環が起こり始めるのです。

最近の治療で、うつ病も深刻な時期を過ぎたら、身体を動かすことが症状の改善につながるという報告もされています。

心の病気で悩み苦しんで動けずにいるとしても、心の悩みのない「身体脳」は一切容赦しません。どんどん「衰え」の方向へ運ばれてしまいます。

自律神経系だけではなく内分泌系、免疫系も連動して低下しますので、さまざまな病気のリスクが高まっていくのです。

反対に、運動嫌いな人でも何とか毎日運動を少しずつでも続けていると、二週間を過ぎた頃から次第に辛さや苦しさが薄れてきます。

少しずつ楽になっていく理由は、運動をすることでミトコンドリアが増えるからだというのです。

運動をすればエネルギー消費も盛んになる。そのためミトコンドリアが増えてくる。そうすると運動することがどんどん楽になっていく。

何と嬉しいプラスの循環でしょうか！

動かないと体脂肪が増えます

「身体脳」は狩りをする脳です。活動することを良しとする脳です。

活動せず、運動せずにじっとしているということは、「老化」つまり衰えていると判断して、エネルギー産生をどんどん省エネで減らしてしまうので、更に身体が弱ってしまうのです。

ほかに、私たちがじっとしているときは無いでしょうか？

そうです。休日や休暇を取っているときです。

「あ〜、ようやく休みだ〜！　常日頃の疲れも溜まっているから、ゆっくり過ごすぞ〜」と、一日中パジャマ姿でゴロゴロ。

カウチポテト族と呼ばれるように、ソファ（カウチ）に座ったり横になったりしながらポテトチップス片手に、ネットやテレビ、ＤＶＤを見て一日が過ぎます。

動物にも、病気でも死にかけているわけでもないのにも関わらず、じっとしているときがあります。じっとせざるを得ない時期だといえるでしょう。

つまり獲物を狩りに行けない季節、雨季や冬眠の時期です。

そのときに身体脳はどういう反応をするかというと、「食料を獲得できないのだ」と判断して、栄養を脂肪としてしっかり身体中に蓄えるのです。

同じような指令が人間にも出されます。人もじっと動かずにいれば、どんどん脂肪がため込まれます。

更に、ポテトチップスなどのジャンクフードばかりで栄養が足りなければ、歯や骨からカルシウムなどの大切な栄養素をどんどん使っていきます。

★アクティブレスト（積極的休養）に切り替えよう

かなり昔には、プロ野球のオフシーズンに、野球選手が皆バカンスに行って家族とリラックスして、おいしい食事をとっている映像が見られました。

今では、スポーツ選手の休息の過ごし方が完全に変わりました。スポーツ医学、スポーツ科学が発達したからです。

最近は、疲労を早く回復させることを目的にした「アクティブレスト」が推奨されるようになりました。

アクティブレストとは「積極的休養」とも呼ばれる疲労回復法です。

のんびり安静にして睡眠をたっぷりとって休養する「静的休養法」とは違い、疲労時に軽く体を動かすことで、血流を改善し、疲労物質の排出を促します。

私たちの血管は、動脈で栄養や酸素を運び、静脈で老廃物や二酸化炭素を運び出します。

静脈は自ら動くことができないため、隣接した筋肉のポンプ活動により機能します。ですから疲労して動きが低下した筋肉には疲労物質がいつまでも残りやすくなり、むくみなどの原因にもなります。

アクティブレストで筋肉の動きを良くすることで、静脈の血流を促し、リンパ管系の働きも促進するので、老廃物を排出しやすくなり、全身の疲労回復につながります。

息の上がらない程度の軽めの有酸素運動を行うことで、呼吸循環器系を刺激します。身体を動かした後のクールダウンも含まれます。

マラソンの後はすぐに止まらずに、しばらくゆっくり歩き回った方が、その後に筋肉疲労が溜まらない、と学生時代に習いましたが、まさにアクティブレストもそういう役割をしてくれます。

更に、疲労の蓄積を防ぐだけではなく、身体の隅々まで酸素や血液が行きわたり新陳代謝を促すことで、身体をリフレッシュさせるのです。

また、脳内物質（エンドルフィン、セロトニン）の分泌が促進され、痛みの緩和やストレス解消の効果も期待できます。

最近の厚生労働省ｅ－ヘルスネットの情報では、セロトニン不足の状態で、抑うつ感や不眠などの症状が現れることが報告されていますが、アクティブレストの息の上がらない程度の運動（人と話をしながらできる強度）は、セロトニンを適量に整える働きをしますので、自律神経を整える効果も期待できるのです。

私は学生時代パイプオルガンパフォーマンスを専攻していたので、卒業するためにはリサイタルを開かないといけなかったのですが、そのときの指導者が、「頭は裏切るけれど、身体は裏切らない」と教えてくれました。

確かに、演奏途中で、ふっと「あ、次のところは、間違えないようにしなきゃ」などという考えが浮かんだら、確実にその後に失敗します。「頭張って良いところを見せないと！」などと考えると、スポーツでもなんでもうまくいかないものです。

けれどもどんなに緊張したり、あがったりしても、一生懸命練習しておけば「手が覚えてくれる」という感覚があります。何も考えずにただ音楽に没頭していたら手が勝手に動いてくれる。身体はしっかり身につければ覚えています。それを「身体は裏切らない」と表現したのだと思います。

しっかり身体を動かして、身体にとって良いことをして、身体を大切にすれば、必ず身体はそれに応えてくれます。

身体は決して恩を忘れません。一番力強い忠実な味方なのです。

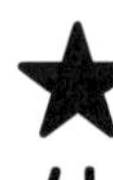

体脂肪の増加が疲れやすさの原因かも!

実は、体脂肪の増加は、慢性的な疲労感やだるさの大きな要因です。

クリニックでは「肥満コース」があり、減量が必要な患者さんが多く来院されます。

体脂肪が三〇%を超えると全員が「疲れやすくなった」と感じ始め、四〇%を超えると「何をするにも億劫。身体が重い。きつい。慢性疲労がある」と言います。

「年齢のせいか、疲れが取れない」「年をとると何をするにもきつい。何か病気じゃないか」と来院される方も多いのですが、体脂肪の増加がその理由であることも多いのです。

〈体重と体脂肪との関係〉

身長 160cm

骨、筋肉など
体脂肪

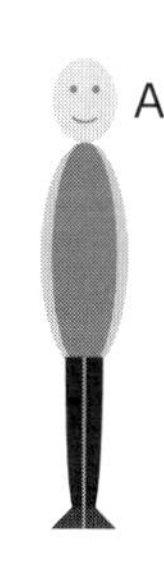

B

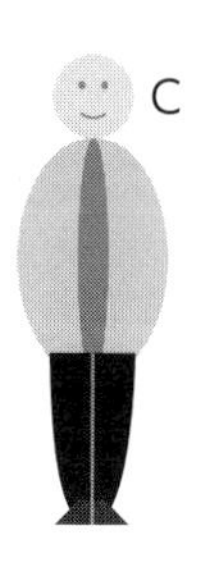

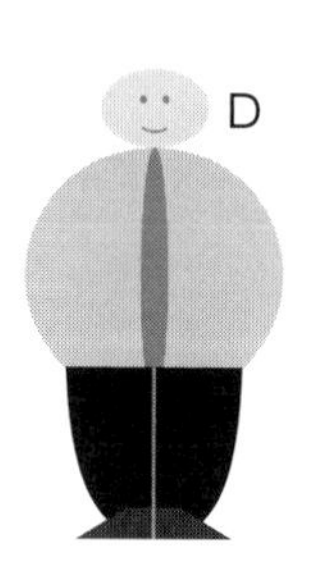

	A	B	C	D
体重	56kg	66kg	56kg	77kg
BMI	22	26	22	30
体脂肪率	22%	37%	35%	45%

誤解を生みやすいのですが、健康診断で、身長と体重を測定し、ＢＭＩ（Body Mass Index）：体重・体格指数が算出されます。標準体重ともいわれます。

大幅に体重が増減する方にとっては目安にはなりますが、最近、無理なダイエットや運動不足の人が増えているので、標準体重やＢＭＩが正常だからと安心はできません。

例えば同じ一六〇㎝五六kgの人。筋肉は脂肪よりも重いため、同じ体重でも体脂肪だけが増えているのに気付かないケースが多いのです。

前ページの図表の例では、Aさんはしっかり筋肉がついて理想的です。

Bさんは筋肉質で運動もしているので、筋肉はきちんとついているのですが、甘い物など食べ過ぎで脂肪もついているため体重が増えていて、BMIで「自分は体重オーバーだなあ」と自覚しています。

一番危険なケースというのは、Cさんです。BMIでは二二ですので、健康診断などではOKが出て見逃されてしまうので、自分では気が付かないかもしれません。けれども筋肉がとても少なく脂肪が多いので、Bさんと同じように、実は体脂肪率が三五％と隠れ肥満なのです。多分「疲れやすいわ～」と感じていることでしょう。

もちろんDさんは言うまでもなく見るからにメタボで、筋肉をつけて減量しないといけません。

最近、クリニックでも、見かけはほっそりした色白の女性が体脂肪ほぼ五〇％で「隠れ肥満」が見つかり、「半分脂肪だ～」とショックを受けていたケースもあります。

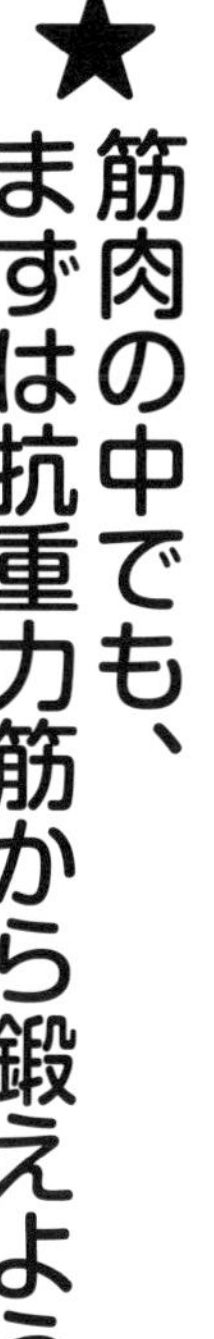

★筋肉の中でも、まずは抗重力筋から鍛えよう

「抗重力筋」とは、重力に抵抗する筋肉のことで、身体を立った状態に保つための筋肉です。これが弱ると徐々に、原始人のような体型に近づき、二足歩行が困難になっていきます。

「ああ、あの人、年取ったなあ」と感じた瞬間というのは「背中を丸めて歩く姿を見たとき」という答えが多いのですが、鏡に映った自分の姿を偶然見て、「ギョギョッとした！」という体験をした人も意外と多いのではないでしょうか。

最近では加齢に伴う筋肉量減少による身体機能低下の「サルコペニア」が歩行困

〈人類の進化は姿勢の進化?〉

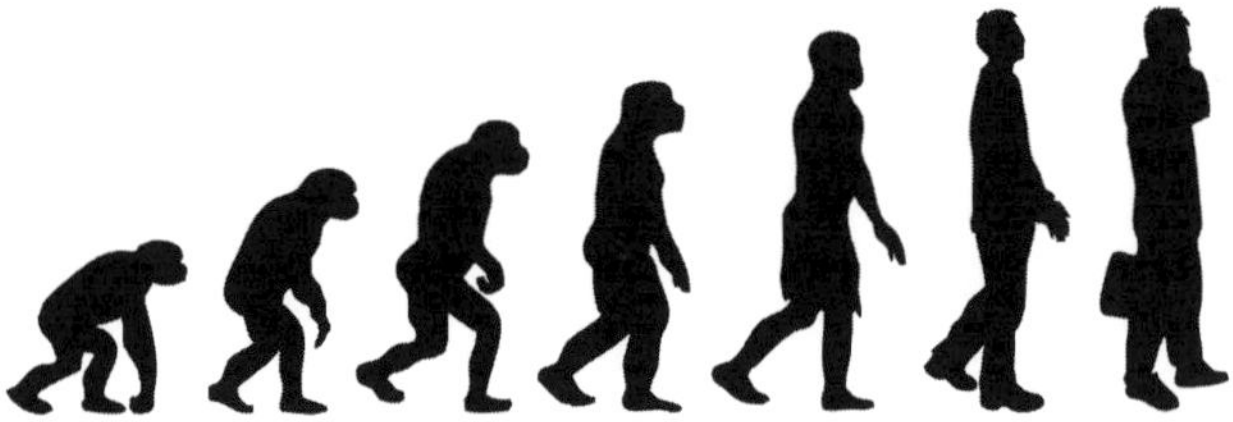

難につながると、厚生労働省e－ヘルスネットでも警鐘を鳴らしています。

最低限弱らせてはいけない抗重力筋は

①背中：脊柱起立筋、広背筋
②腹筋：腹直筋、腸腰筋
③お尻：大臀筋
④太もも：大腿四頭筋
⑤ふくらはぎ：下腿三頭筋となります。

私たちの身体で一番大きいのは背中の筋肉、次いで太ももの筋肉です。大きな筋肉からアプローチしていくと、効率よく筋肉の割合を増やすことができます。

●太もも上げ運動――腸腰筋（大腰筋、腸骨筋）を鍛える

マリオネットのように太ももだけを上に。ボディと太もも、膝から下は直角に。

①まっすぐに立つ。ふらつきそうなら壁のそばで。

②太ももをすっと床に平行になるように片足ずつ上げる。太ももと膝は直角。足首の力は抜いて。

③反対の足。交互に五〇回。腰が反らないように。背筋腹筋はまっすぐ保つ。

〈太もも上げ運動〉

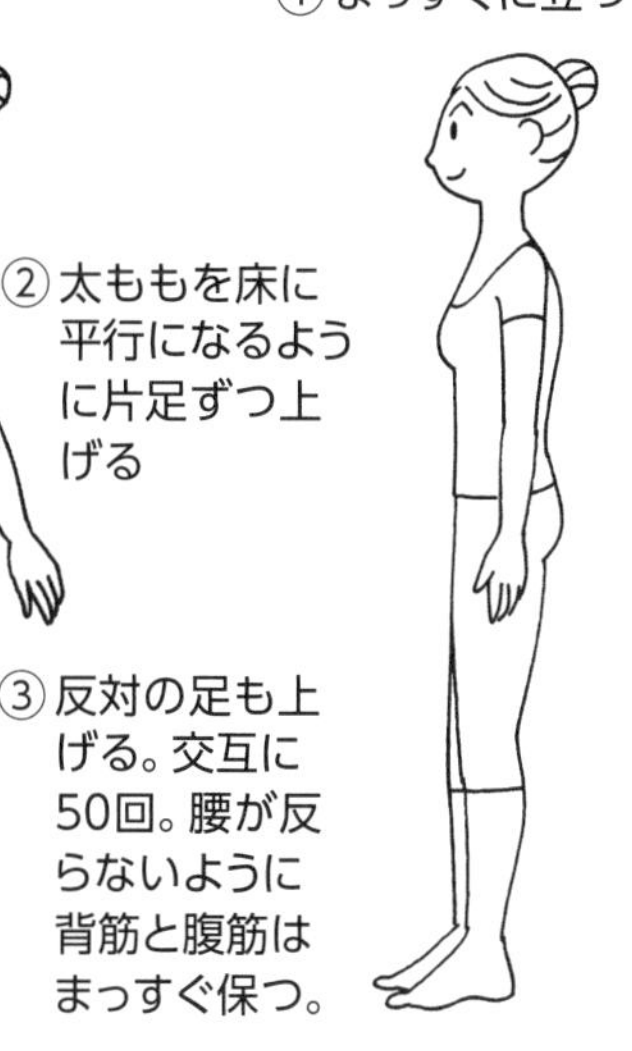

股関節は、かなり悪くなるまで自覚症状がなく、歩幅が小さくなってよちよち歩きだと他の人から言われて、初めて気付く人も多いのです。

バスのステップに上がるのが難しくなったり、今までラクにまたいでいたのに「ヨッコラショ」と股を開く動作がきつくなったりします。

このエクササイズは、腸腰筋を鍛えるのが目的です。腰椎から大腿骨を結ぶ「大腰筋」と骨盤から大腿骨を結ぶ「腸骨筋」の大きな二つの筋肉を鍛えますので、股関節と太ももの筋肉を特に意識しながら、ゆっくり上げ下げしてください。

そのためには、足裏で地面をポンッと蹴り上げないようにして、股関節からゆっくり足を上げるようにしてください。

正しく立つためには抗重力筋の保持と、重心の保ち方が重要です。

「体幹」、「身体の軸」という言葉をよく耳にしますが、「疲れやすい」、「特に原因が無いのに慢性的な不調がある」という人に、猫背で姿勢が悪い人が多いのです。

成人の頭の重さは、体重の一割でだいたい五、六kgだといわれています。身体の上にバランスよく乗っている状態でも重たいのですが、姿勢が崩れて前のめりになったり、猫背だったり巻き肩だったりすると、首肩に余分な負荷がかかります。首が前に六〇度傾いていると何と二七kgの負荷がかかる、という研究結果も出ています。結果、知らず知らずのうちに、余分なエネルギーを一日中使い続けていることになります。

エネルギーの無駄遣いをして体力を減らしているのです。

●猫背改善体操1

①手を万歳で上げ、手の平を外側に向ける。
②手の平を外に向けたまま耳の横へ。そのままグッと後ろに引く。
③肩の位置を変えずに腕をゆっくり下ろす。
④手のひらを前に向け、力を抜く、三回繰り返し。

〈猫背改善体操1〉

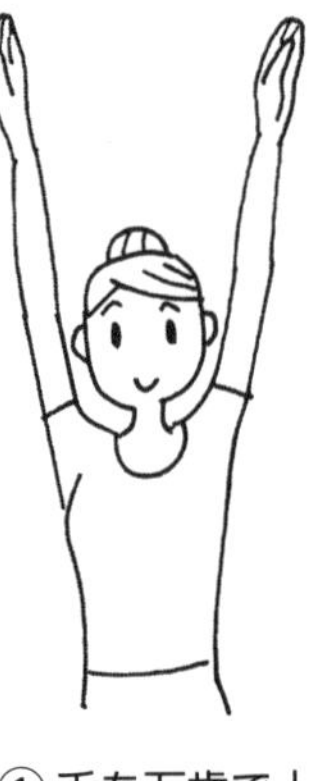

①手を万歳で上げ、手の平を外側に向ける。

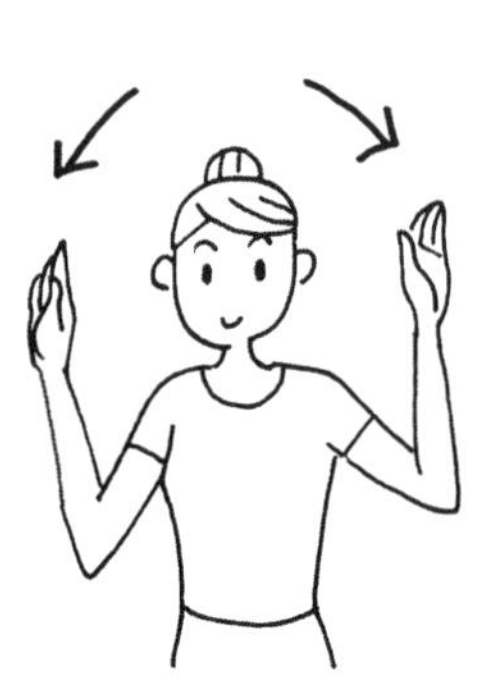

②手の平を外に向けたまま耳の横へ。

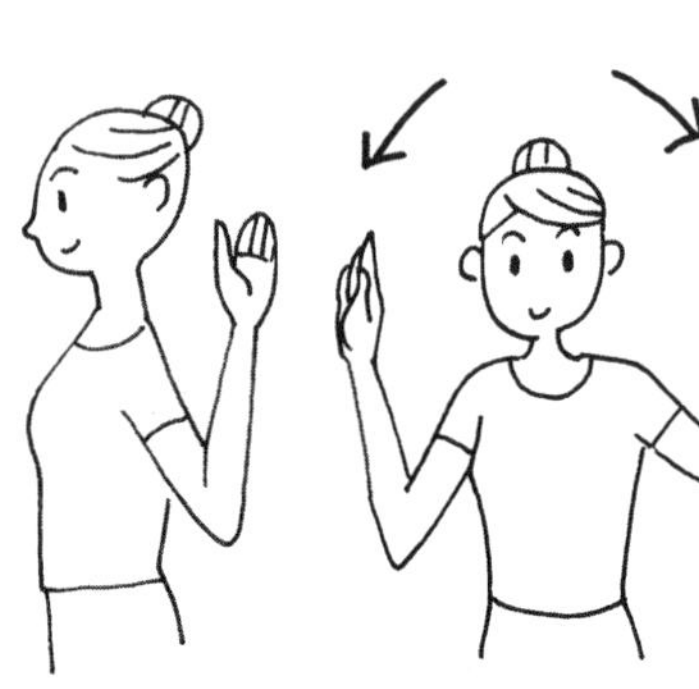

②そのままグッとできるだけ後ろに引く。

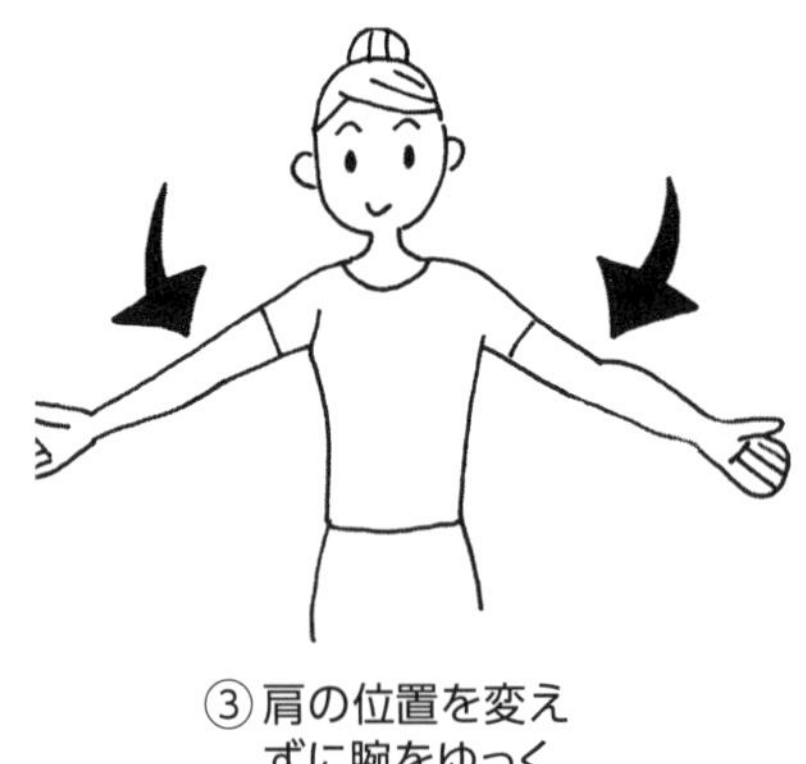

③肩の位置を変えずに腕をゆっくり下ろす。

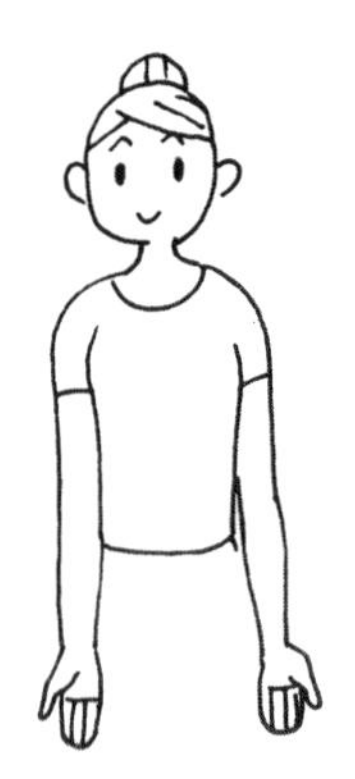

④手の平を前に向け力を抜く。

〈肩甲骨ほぐし〉

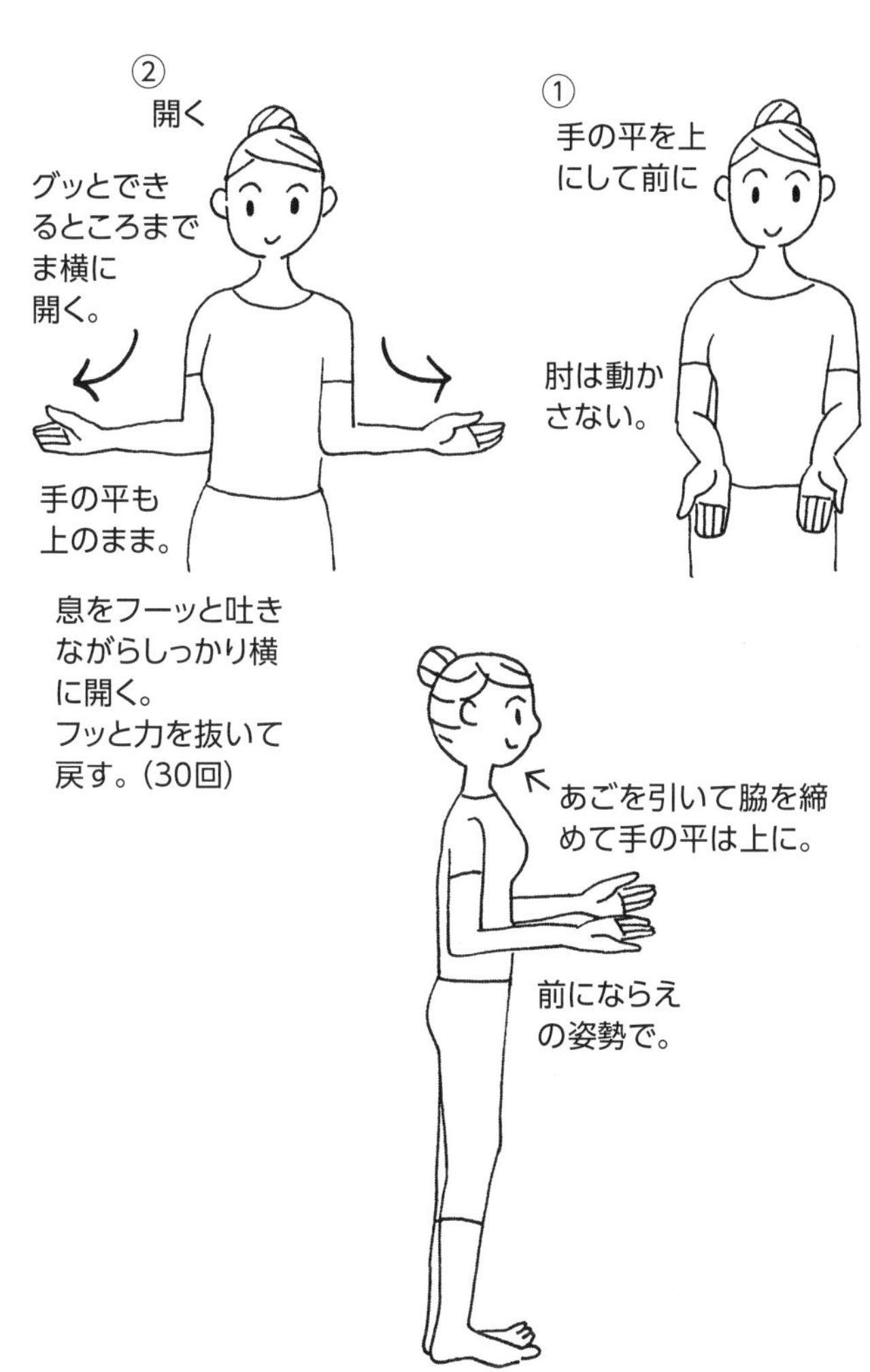

息をフーッと吐きながらしっかり横に開く。
フッと力を抜いて戻す。（30回）

なるべく大きな動作でゆっくりと動かすのがコツです。

深呼吸しながら行いましょう。

肩甲骨は骨盤に次ぐ大きな骨です。肩コリや首コリは自覚する人が多いのですが、肩甲骨のコリを意識する方は少ないのです。

ただ、腕を上げるときに、肩関節2/3肩甲骨1/3の割合が負担のない動きです。

肩甲骨が凝り固まって動かない状態だと、つい首と肩だけで腕を動かしてしまい、結局いつも首コリ肩コリでガチガチ状態になってしまうようです。

首と肩ばかりに湿布を貼ったりマッサージするのではなく、しっかり肩甲骨ほぐしもやってみましょう。

●猫背改善体操2

①両手を手の平を下にして、身体の横に肩の高さに上げる。肩の力を抜いて。

②マリオネットのように、頭のてっぺんに糸、腕に糸、三本の糸が付いているのを

〈猫背改善体操２〉

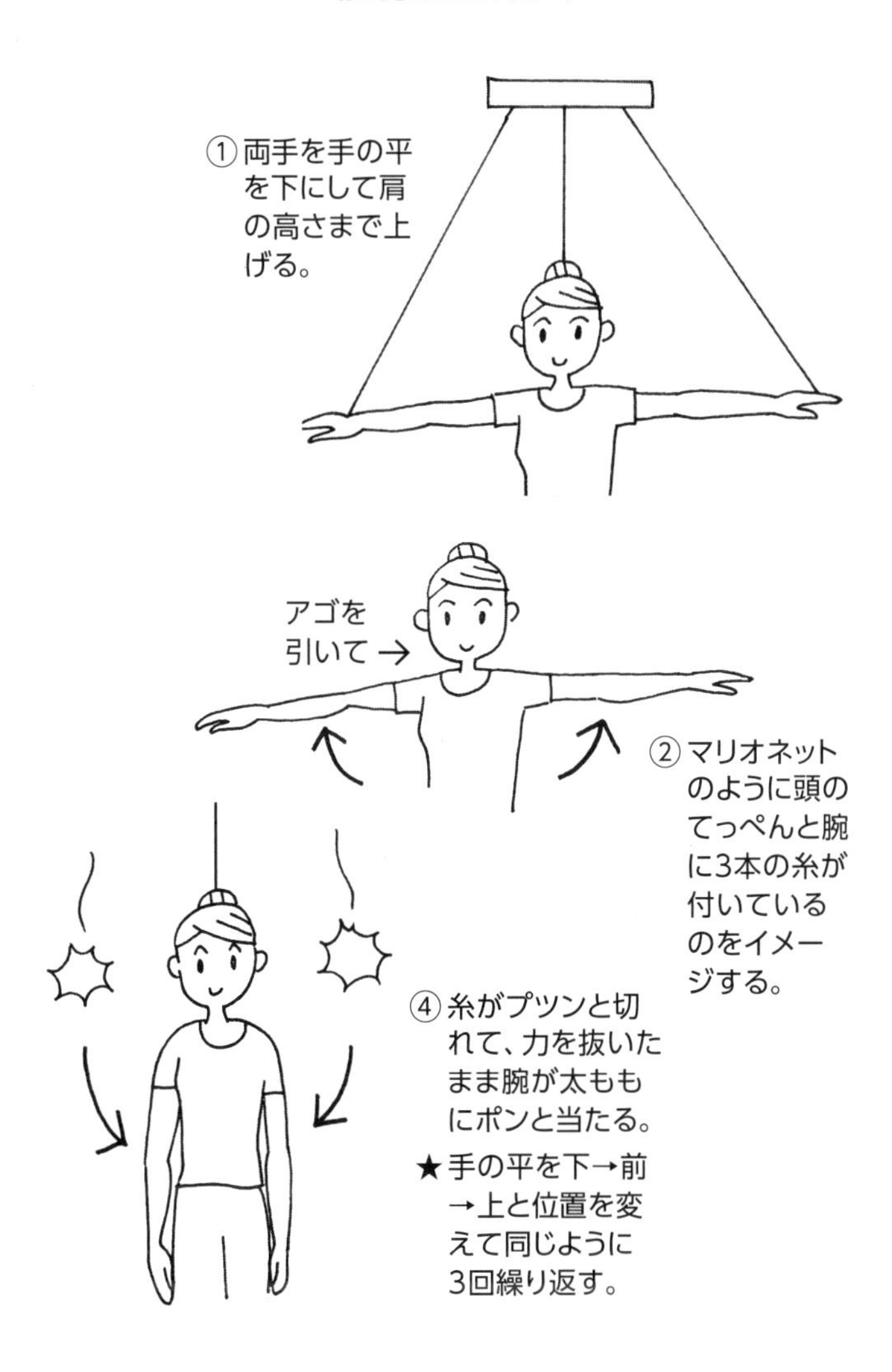
①両手を手の平を下にして肩の高さまで上げる。
アゴを引いて→
②マリオネットのように頭のてっぺんと腕に3本の糸が付いているのをイメージする。
④糸がプツンと切れて、力を抜いたまま腕が太ももにポンと当たる。
★手の平を下→前→上と位置を変えて同じように3回繰り返す。

イメージする。

③両腕の糸がプツン！　と切れて、そのまま力を抜いたまま腕が太ももにポン！　と当たる。息を吐きながら三回。

④手の平を、下↓前↓上　と位置を変え、同様に三回繰り返す。

猫背や巻き肩になっている人は、手の平を上にして腕を下したときに、手の甲が、ふとももに当たりません。自然に当たるようになるまで無理せず続けましょう。

★正しい姿勢で老化防止

最近スマホの普及などで若い世代にも、肩コリ、首コリが慢性化しているようです。小学生でも肩コリを感じているとか！

ここで紹介した体操や肩甲骨ほぐしなども取り入れてください。

ぜひ心がけていただきたいのが、正しい姿勢の保持です。正しい姿勢で立つことで、抗重力筋に最も負担がかからず、エネルギーの無駄遣いにもならないのです。

●正しいどっしりとした立ち姿は、心も頭も安定させる

重心が足裏と丹田にあり、そこにどっしりとした力が入っていたら、肩には自然と力が入らないようになっています。

心も頭も、みんなこの身体の中に納まっています。余分な力の入っていない自然体でいながら安定している身体、正しいどっしりした立ち姿は、心も頭も安定させる力があります。

小さいお子様やクヨクヨ神経質になりがちな方は、ぜひしっかり身につけてください。

一番の重要ポイントは、重心を「足裏と丹田」に落とすこと。

＊ここで言う丹田とは、臍下丹田（さいかたんでん）のことでおへそから指三、四本下（九cm位）で、横から見て身体の真ん中が目安です。

●丹田の位置を感じるために……

速い速度で飛んできたボールをお腹で受け止める瞬間、お腹の内部にキュッと力が入る感覚を思い出してみましょう。

真上から大きなボールが落ちてきて、それを落とさないようにお腹の前でしっかり受け止めるイメージだと、やわらかく大きなボールを受け止めようとして、丹田だけに力が入り、腕や膝がクッションになるように優しく緩むので、一番理想の身体のかたちになります。

富士山のようにどっしりと立つイメージで。

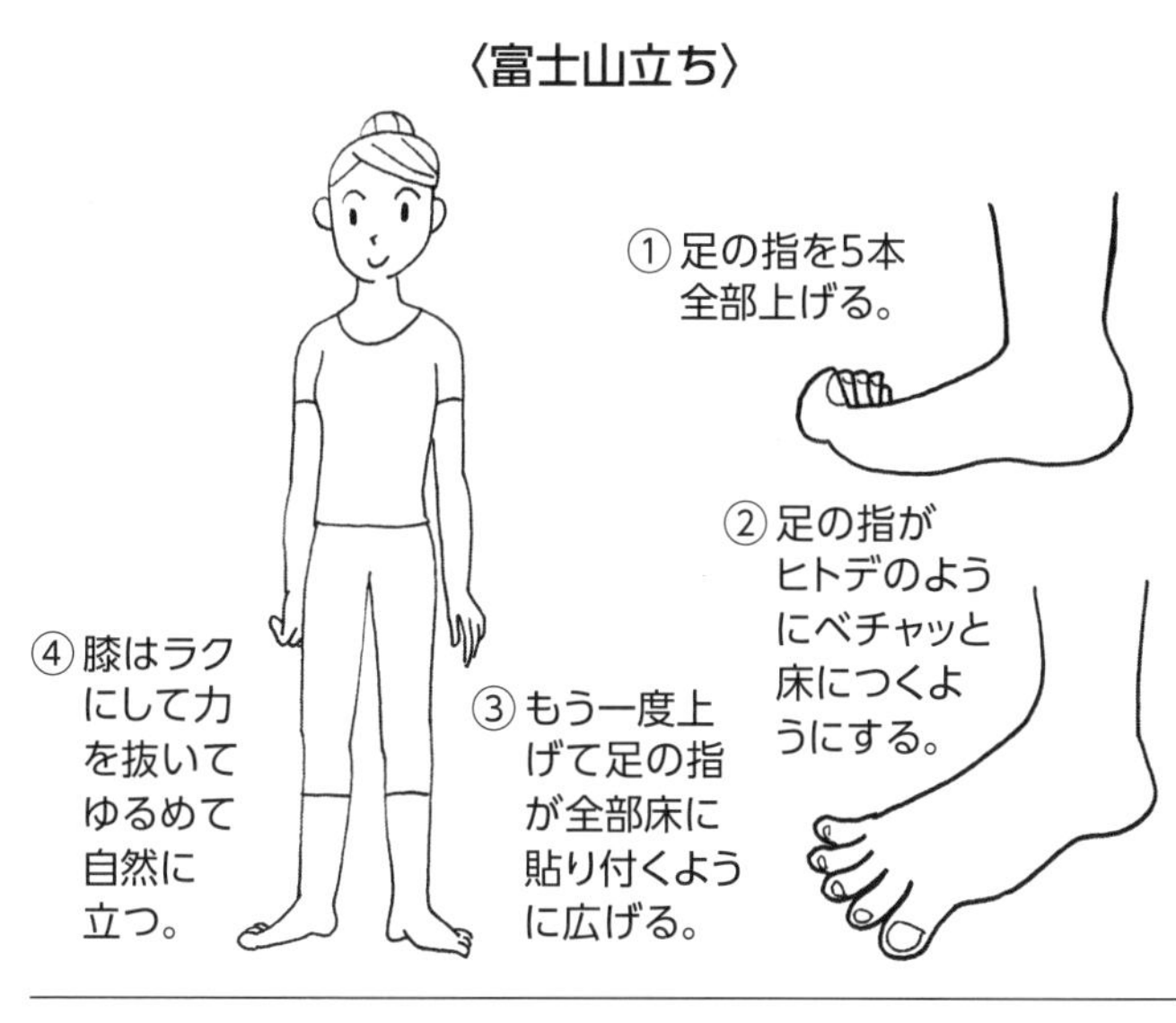

●富士山立ち〈足の裏を使う〉

①足の指だけを五本全部上げる。
②足の指がヒトデのようにベチャ〜ッと床につくようにする。
③もう一度上げて、足の指が全部床に貼り付くように広げる。
④膝はラクにして、力を抜いてゆるめて自然に立つ。
⑤以上を数回繰り返す。
⑥肩から腕にかけて軽くほぐして自然に両脇に垂らす。

他の人に確認してもらいましょう。

前

①足の中指が平行になるように、足を肩幅に広げて、身体全体の力を抜いて立つ。
②他の人に前に立ってもらい、肩の辺りを真横から軽く押してもらう。左右とも。
③そのときに反対側にフラフラッとよろけてしまう感覚を、まず感じてもらう。

後

①②は前と同じ。
③床にどっしり身体が安定したようになり、あまりよろめかない。
もし、まだよろめくようなら、はじめからもう一度繰り返す。

●正しい立ち方〈重心〉

次ページの〈猫背のタイプの特徴〉のイラストを見ると、何となく弱々しく覇気が無さそうな印象を受けると思います。

人は視覚情報で判断のほとんどを済ませます。

〈猫背タイプの姿勢〉

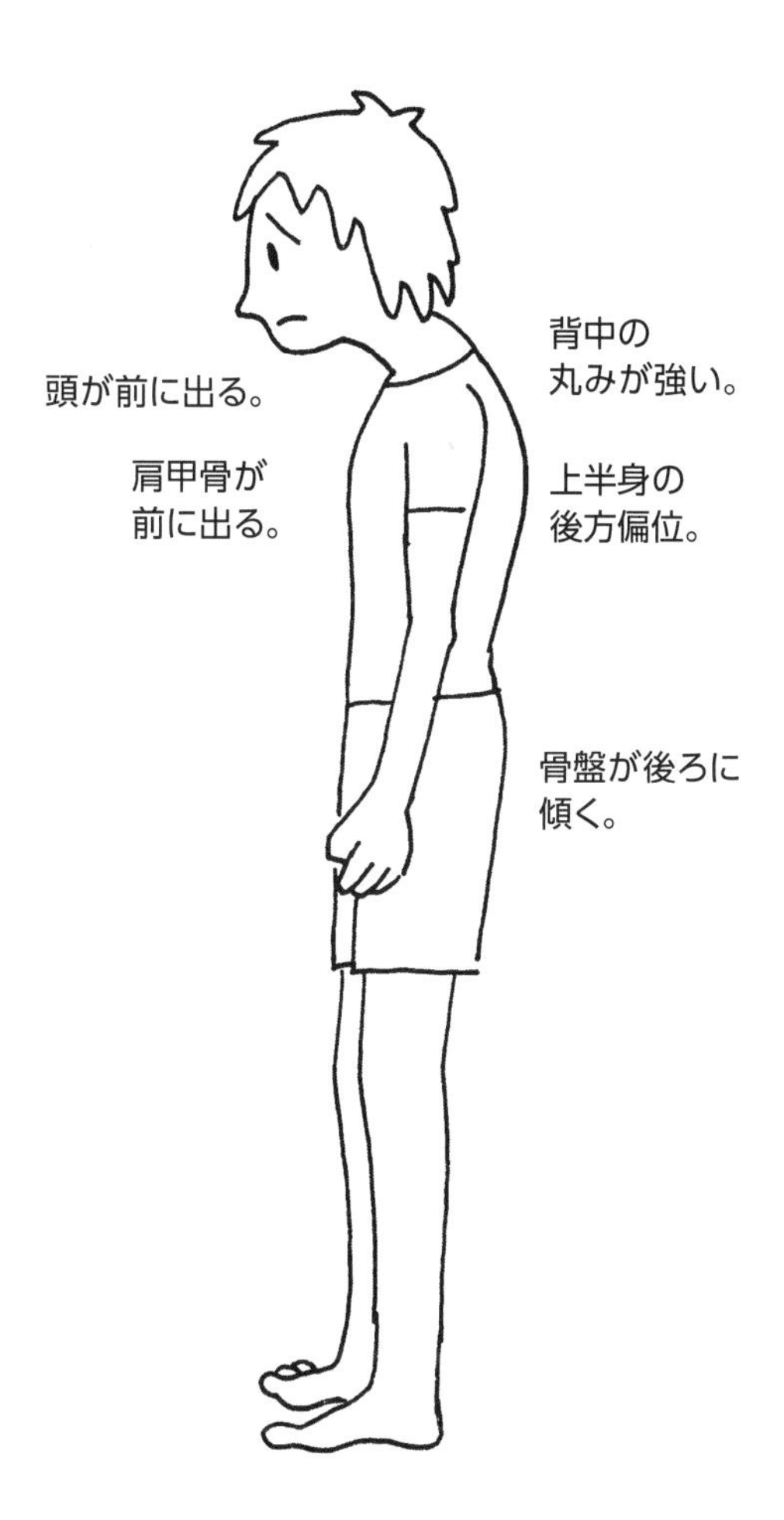

更にこの人が弱々しい呼吸で、力の抜けた、か細い声だったらどうでしょう？視覚からも聴覚からも（不健康だろうな〜、脆弱なんだろうな〜）というメッセージが送られます。動物ならば本能的に、とっさに相手の強弱の判断をします。

哺乳動物のワオキツネザルは「体臭」の減少で弱さを感知するそうです。ケガをしたり弱ってくると体臭が一時的に減少してしまうそうで、その体臭不足を嗅ぎ取った別のワオキツネザルがその弱みに付け込み、縄張りも奪われてしまうらしいのです。

このような弱肉強食の掟で、弱そうな個体は捕食者にすぐにつけ狙われて命を落とします。

丸まった姿勢と弱々しい声の人はメンタルも弱いだろうと判断されてしまいます。

「気が弱い」「気が小さい」「すぐにクヨクヨする」「いつも不安でたまらない」「心配性」「いつも身体がどこかしら痛む」「慢性頭痛や慢性胃痛がある」という方のほとんどは、イラストのような姿勢になっています。

前述の安定し、ゆったりした「富士山の姿勢」（93ページ）を身につけてください。

「健全なる精神は健全なる肉体に宿る」と言いますが、しっかり安定した身体は、心を安定させる力があるのです。

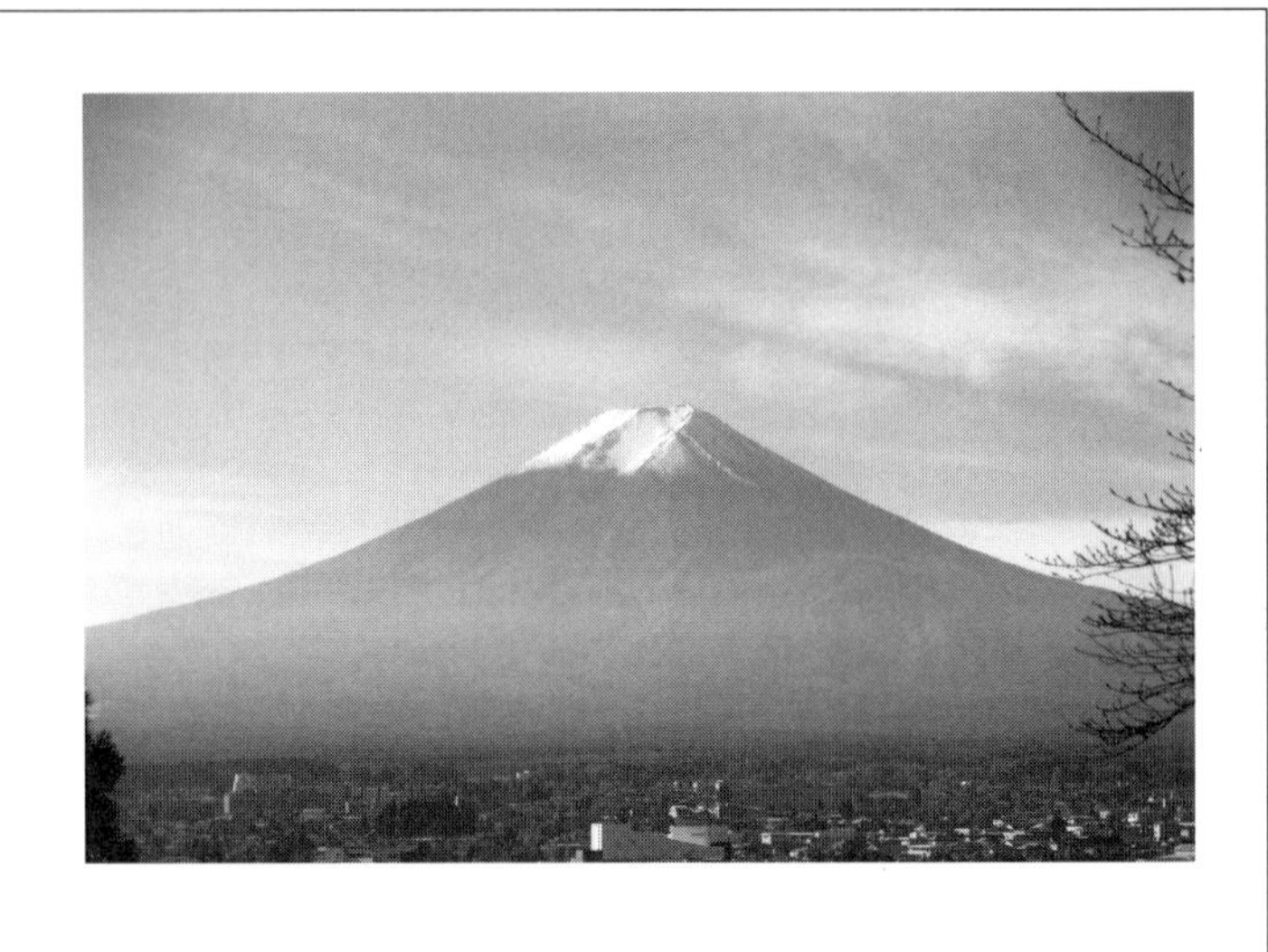

富士山呼吸法

富士山のように、自分がどっしりとそびえたつ様子をイメージします（立つ姿勢参照）。

唱歌「ふじの山」は、擬人法の歌詞です。

あたかも「ふじの山」が気高くそびえたつ人のような歌詞ですので、歌詞に合わせて軽く体を動かすだけでも、とても雄大な気持になります。

〈「ふじの山」振りつけと呼吸法〉

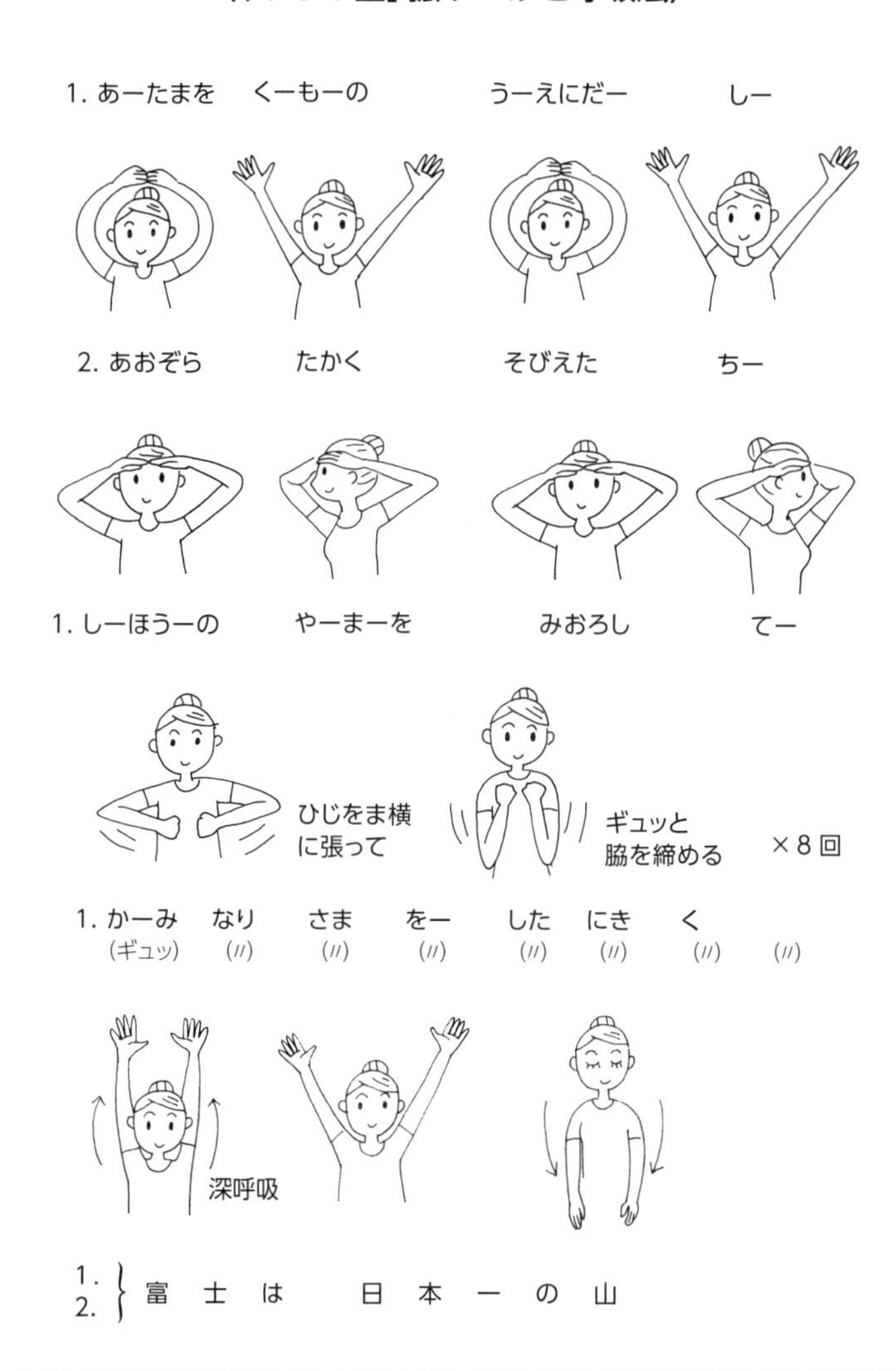

自分が日本一の富士山になったつもりで、大きく背伸びをしたり、腕を振り回したり、アレンジはご自由にどうぞ。ついでに声を出して歌いながらすると、言霊パワーで元気回復します。

最後は「富士はにっぽん一の山」で大きく深呼吸をします。雄大な山のイメージは、心に安定感をもたらしてくれます。

一　あたまを雲の上に出し
　　四方の山を　見おろして
　　かみなりさまを　下に聞く
　　富士は日本一の山

二　青空高く　そびえ立ち
　　からだに雪の　着物着て
　　かすみのすそを　遠くひく
　　富士は日本一の山

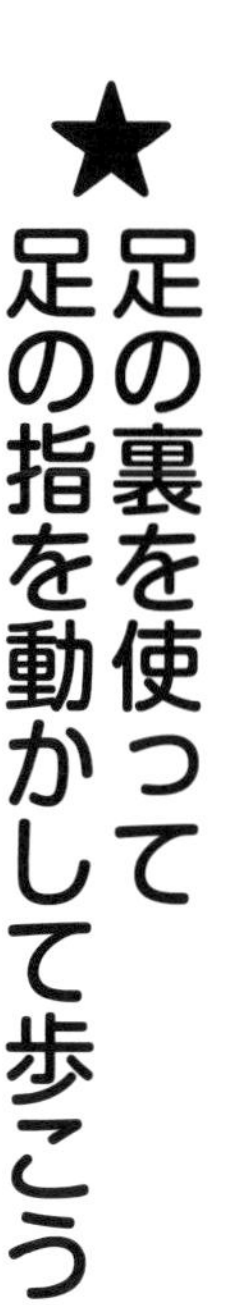

★足の裏を使って足の指を動かして歩こう

足の裏がしっかり地面をつかむと、身体が安定します。そうすると、心まで安定するんでしたよね！

足の裏の筋肉が硬くなると、ふくらはぎや足裏に疲労が溜まりやすくなります。

足裏の筋肉が柔軟になると、足首の動きが良くなるので、つまずいて転倒するのを予防できます。

〈足の指ストレッチ〉

かけっこのヨーイドン！
のときの後ろ足の蹴り
出しをイメージする、
ココの
感覚

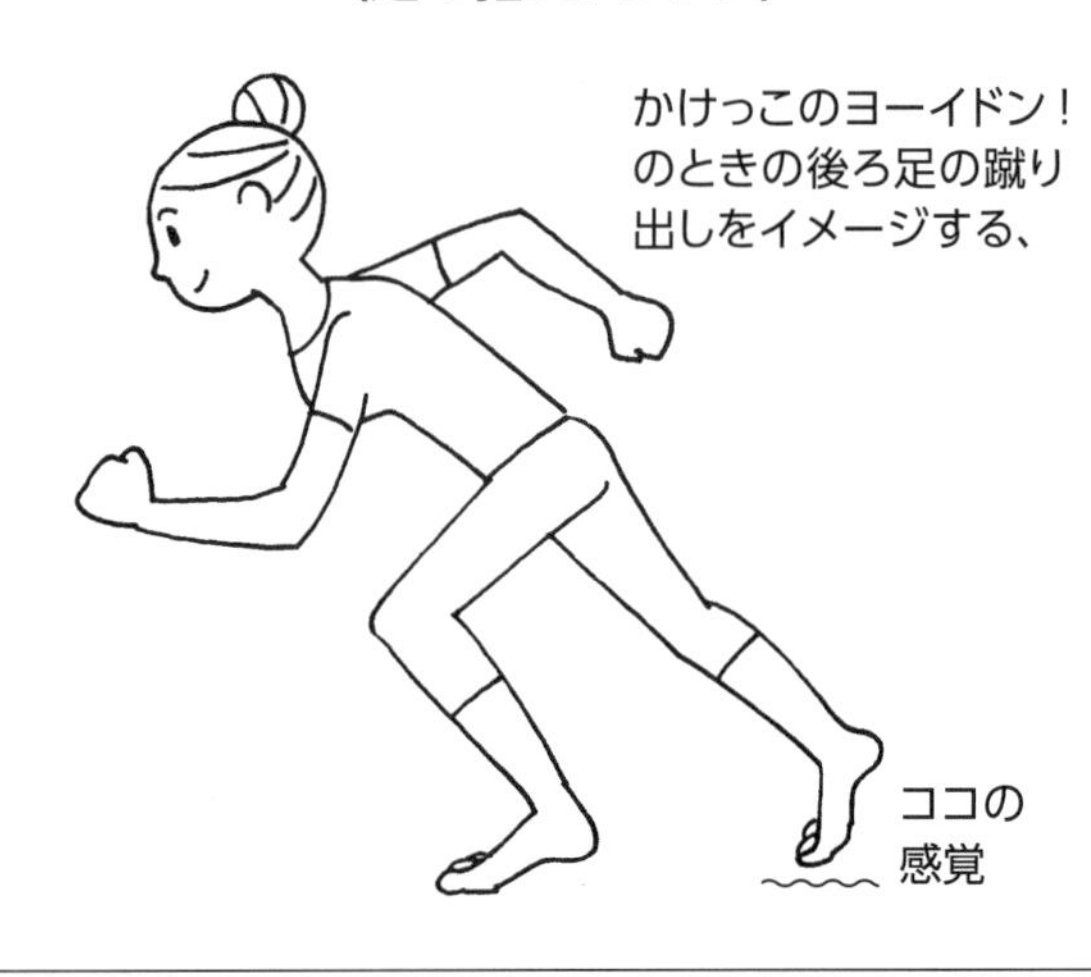

●足の指ストレッチ

足の裏を使って足の指を動かして歩くことを意識しましょう。岩山を足と手を使ってよじ登っていくイメージです。

手の指で岩をつかみ、足の指でも岩をつかみ、その指で岩を押して、登っていく感じです。ボルダリングをイメージすると良いですね。

五本指ソックスを履くと、足の指が一本一本離れますので、自然に動きやすくなります。お試しください。

練習の仕方は、かけっこのヨーイドン（立ちスタイル）のときの後ろ足の蹴り出しを思い出すとうまくいきます。

片足ずつ後ろ足を意識しながら「ヨーイドン、ヨーイドン」と言って、後ろ足の五本指全部で蹴って前へ進む練習をしてみてください。コツを早くつかめます。

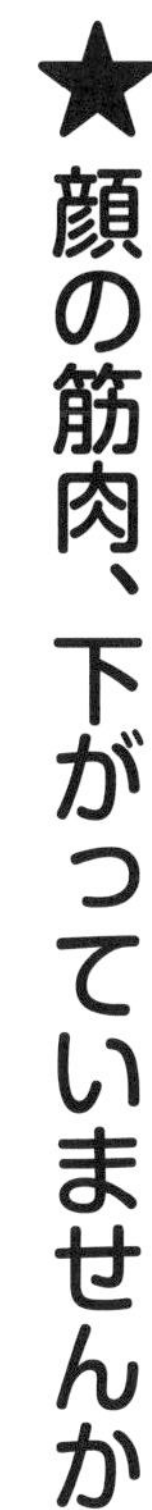

顔の中で気を付けたい、下がってほしくない筋肉があります。

1. まぶたの筋肉を鍛える

眼瞼下垂の手術をする人も増えています。鍛えられる部分ですので、毎日の生活に取り入れましょう。

●目をひん剥(む)く

①眼だけを大きく見開く。眉を動かさないように。
②眼の力を抜き、ふっと薄目になる。眉を動かさない。
③一〇回繰り返す。

どうしても眉が動く人は、眼を大きく開けようとするのではなく、眼球を前に飛び出させるように「目をひん剥く」ようにするとうまくいきます。

●片目ずつ、つぶる

①顔を自然にまっすぐにして、正面を見る。
②左右交互に、自然にまぶただけを下におろす感じで、まぶたをシャッターのように下げるつもりで。
③ゆっくり三〇回～五〇回交互に繰り返す。
●片目ずつ、つぶる。
●ウインクのように頬や口角を上げたり、目尻をキュッと寄せたりしない。

●確認法は、まずゆっくり両目をつぶってみて、自然に顔面のどこにも力を入れずにまぶたを閉じたり開けたりする。そのときのまぶたの動きのままで、片目ずつ、つぶるようにする。

●まぶたを片方ずつ下す感じで。

●まぶた以外の皮膚を動かさないようにする。

両目をつぶるのは自然にできるのですが、なぜか片方ずつ閉じようとすると余分な力が入ってしまう人が多いです。

2. 舌の筋肉を正しく使う

ふだん意識していない舌の位置も重要です。確認してみましょう。

正しい位置に自然と舌がある方はオッケーです。

歯と歯の中間、もしくは下の歯の裏側にダラ～ッとおろしていた、という人も少なくありません。

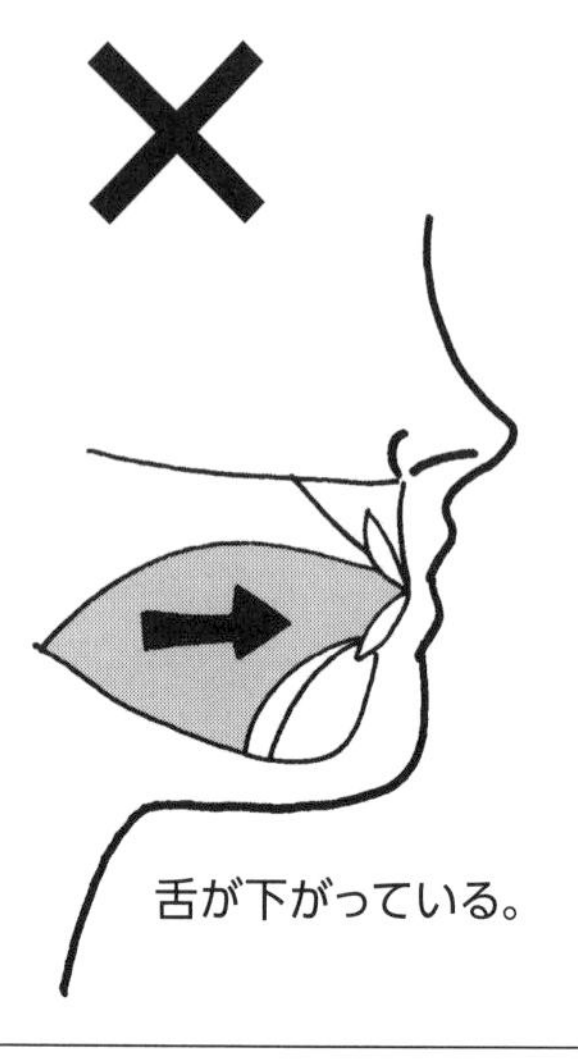

舌が下がっている。

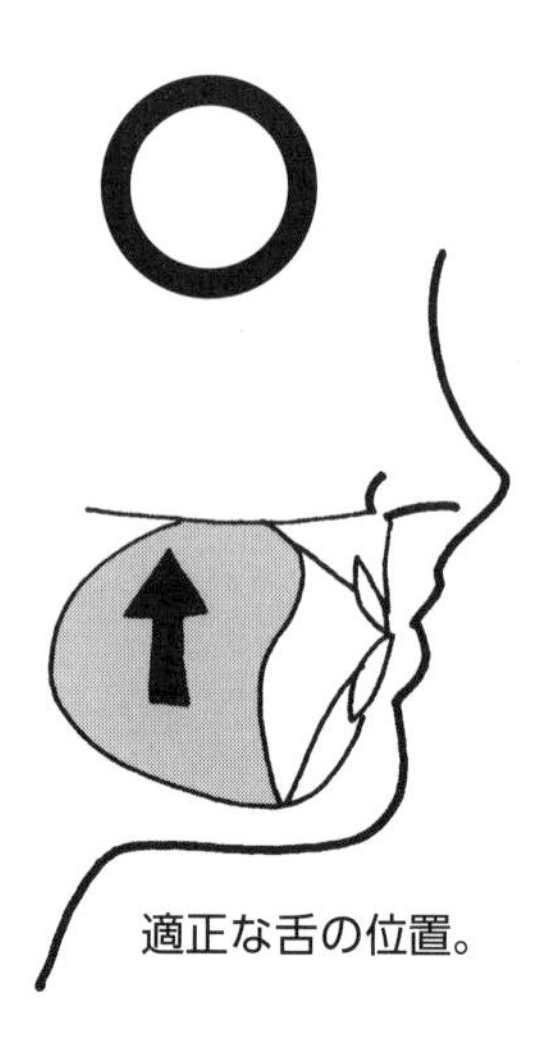

適正な舌の位置。

そんな方は、まずはL（アルファベットのエル）のラララで前歯の裏側の付け根に舌が当たるように練習します。

舌の位置が下がっているクセのついている方が、この練習をすると、「え～‼ものすごく舌が疲れます。みんなこんなふうにいつも付けているんですか⁉」とショックを受けます。

正しい位置に舌があると、それだけで舌の筋肉を正しく使うことになっているのです。

付け加えると、もっとメリットがあります。正しい位置に舌があることで、舌が口を開けたときの防波堤の役目をしてくれるのです。

口から入る花粉やウイルスなどの雑菌を防ぐ効果があります。

舌の位置が正しくない方は、知らず知らずのうちに、風邪をひきやすくなったりウイルス性の病気にかかりやすくなったりします。

一刻も早く、舌を正しい位置に保つ練習をしていただきたいと思います。

●あいうべ体操で舌をしっかり動かす

それに加えて、歯科医院や高齢者施設でも取り入れられている「あいうべ体操」が効果的です。（考案されたのは福岡市の「みらいクリニック」院長の今井一彰医師）

あー　なるべく大きく口をあけて「あー」と声を出します。息だけでも結構ですよ。

いー　横に大きく口を開けて「いー」と声を出します。これも息だけでも。

うー　口唇をギュウッと尖らせて「うー」と声を出します。
べー　舌をあっかんべー、のように出すのですが、お腹から強く息を一気に出しながら「べーッ」と言いつつ舌をなるべく長く、喉の奥から出します。

舌がしっかり動くことで、嚥下（えんげ）（飲み込む力）や唾液の活性化にもつながります。

3. 耳回しで血行が良くなる

耳周りの血行が良くなります。ゆっくり大きく、息を吐きながら動かしましょう。

①耳全体を、根元からしっかり力を入れずに掴む。
②大きく根元からグルグルと前回し三回、後ろ回し三回、ゆっくりと。
③耳たぶの縁を丁寧に外に広げる。
④耳たぶの一番上をもって、斜め上に引っ張り上げる。三〇秒。

〈耳回し〉

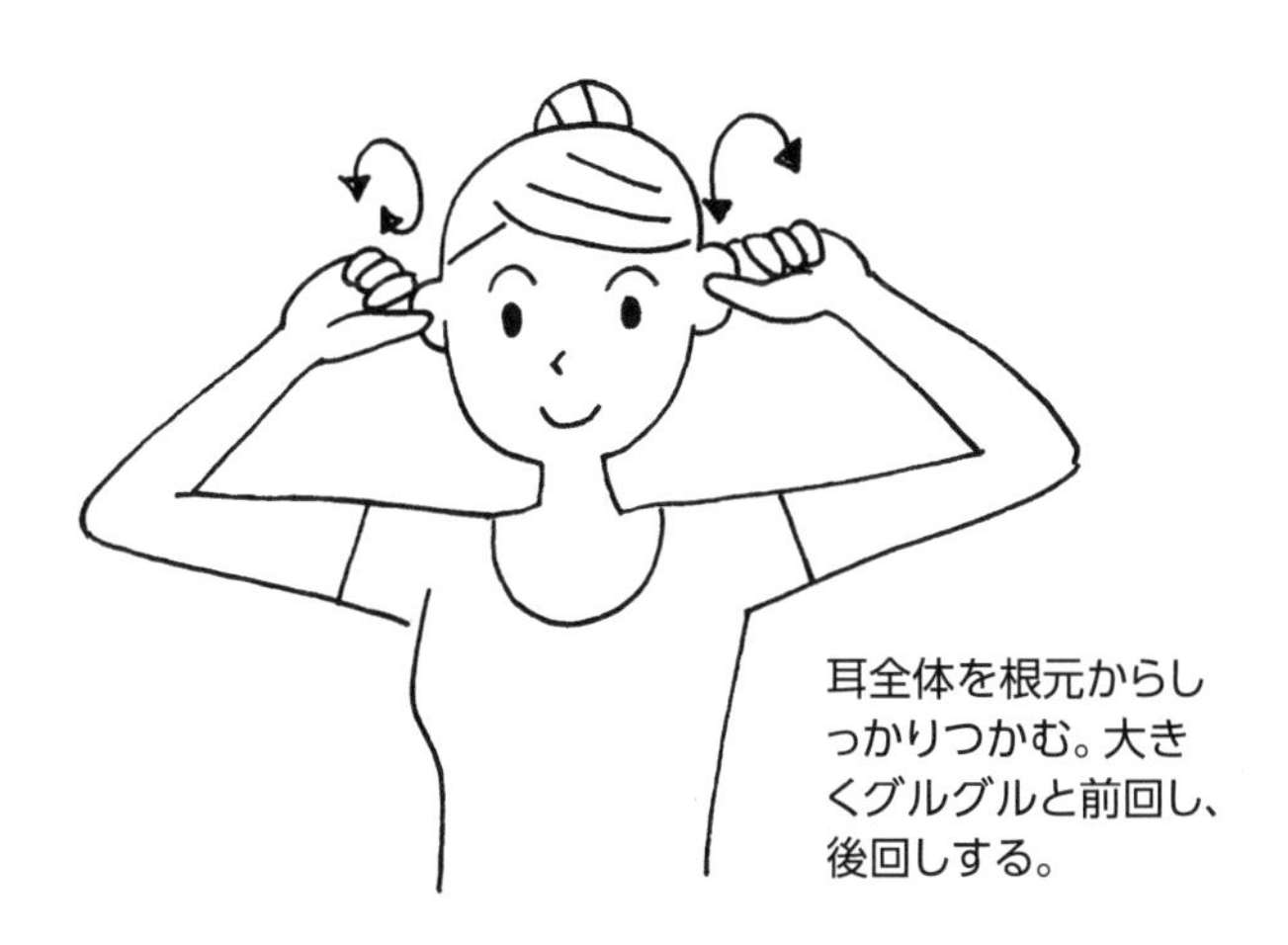
耳全体を根元からしっかりつかむ。大きくグルグルと前回し、後回しする。

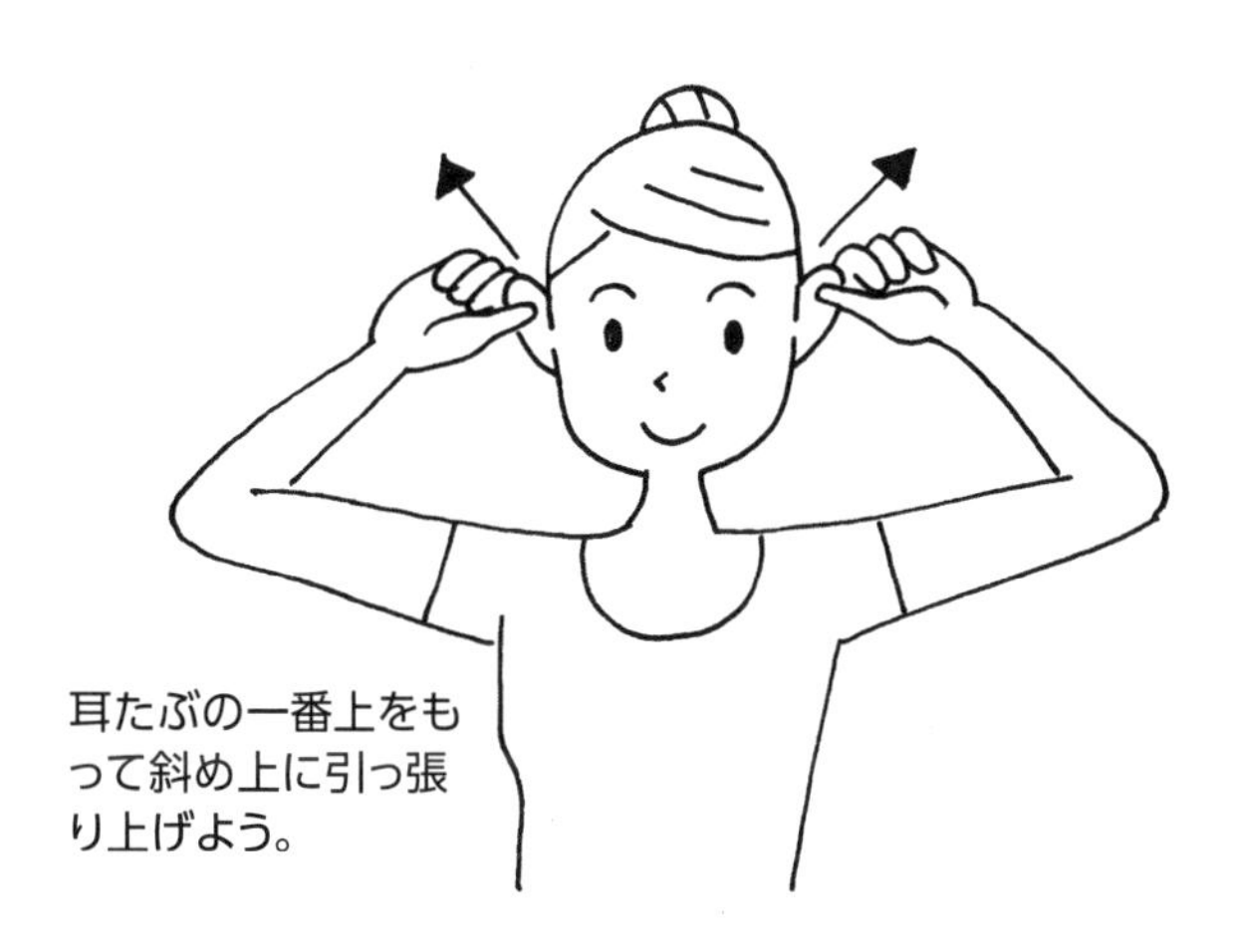
耳たぶの一番上をもって斜め上に引っ張り上げよう。

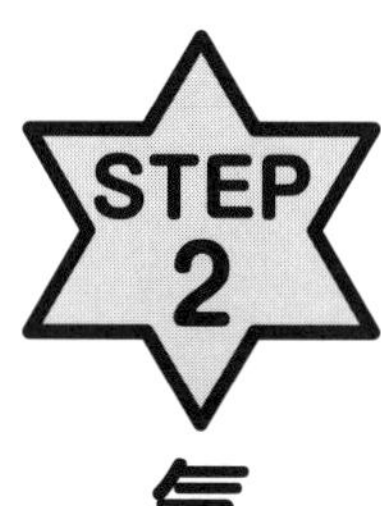

気持ちを安定させる方法

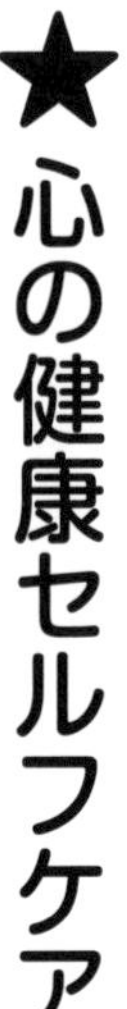

★心の健康セルフケア

心の健康にとって、一番やっかいなのは「不安感」と「怒り」の取り扱い方です。

- 不安感が強い。
- いつも何かしら不安。
- 不安なことや心配なことがある。
- もともと心配性。
- イライラする。
- 怒りが収まらない。
- 我慢できないことがある。

クリニックでお話を聞いていると、（こんな理不尽なことがあるものなんだ～）と感じるようなひどい出来事や、（他人にそういう恐ろしい仕打ちをできる人が世の中にいるんだ～）とそら恐ろしくなるような話が出てきます。

世の中にひどい出来事やひどい人がいるのは知っていても、まさか自分がそれに遭遇してしまうなんて！　と皆さん嘆いています。

一つ一つのケースや、自分の置かれている立場は各々異なります。

ただ、自分が一〇〇歳まで心の健康を保って元気に幸せでいたい、という適正な心の健康目標にとって、私たちが行う対応策はたったひとつしかありません。

いきなりですが、一つ質問です。

ここにリンゴが一つあって、

「このリンゴは、心筋梗塞と狭心症などの心臓病、ガン、気管支喘息、肥満、うつ病、高血圧症、胃・十二指腸潰瘍、過敏性腸症候群、潰瘍性大腸炎、潰瘍性嘔吐、糖尿病、アトピー性皮膚炎、慢性関節リウマチ、腰痛症、メニエール病、顎関節症の原因になるリンゴです。ちょっと持っていていただけませんか？」

と頼まれたら、どうしますか？

持つのなんかいやですよね？　触るのもごめんこうむりたい。

ましてや「食べてみてください」と言われたらどうしますか？

「すぐにどれかの病気になるわけではありませんから」と言われたって、とても口にになどできないことでしょう。


悩みや痛みなどのストレスを抱えている人は、この恐ろしいリンゴをちょっとずつ、かじっているのと同じなのです。

実は、含まれている疾病には、かかりやすい気質や行動パターンがあるのです。

●常にイライラ感が強い人や、性格や行動が攻撃的・挑戦的で怒りっぽく、競争心や攻撃性が強い行動パターンの人は、心筋梗塞・狭心症などの心臓病、血管疾患のリスクが高くなります（アメリカのFriedmanとRosenman, 一九五九）。

●怒り・不安・絶望感・無力感といった否定的な感情を抑制する傾向をもちストレスをため込みやすいタイプはガンになる確率が高くなります（Lydia Temoshok ら）。

●否定的な感情や考えを抱きやすい傾向と他者からの否認や非難などをおそれるために、否定的な感情を表現できない傾向を合わせもったタイプは心血管疾患の発症が三倍になり（オランダのティルブルフ大学の研究）、**心理的苦痛を感じるリスクが四、五倍になります**（岡山大学の研究）。

ストレスコーピング（対処法）のできないタイプは、ストレス病と称される疾患にかかる率がかなり高くなります。

さらに、イヤなことがあって不安や不平不満、怒りをため込むだけでなく、家に帰って目の前にイヤなことがなくなっているにも関わらず、そのことをクヨクヨ考え込んだり思い出してずっとイライラから解放されない人もいます。

そういう人は、あのリンゴを持って帰って、家の中で大きな木に育てて、そのリンゴの実を毎日毎晩食べているようなものです。

★自分の心にイヤな感情を居つかせないことを優先しよう

どんなにイヤなことがあろうとひどい目に遭おうと、その悩みから生じるイライラや不平不満を自分の心の中に居つかせてはいけないのです。

ひどい仕打ちを受けたり、耐えがたい体験をすると、いったんは怒りや不平不満、絶望感、無力感、憤りなどの否定的な感情が生まれます。

ネガティブな感情でも自然なこととして認めましょう。受け入れましょう。仕方がありません。沸きあがる自分の感情ですから。

自分の感性では、カチン！ ときたのですから、それが私の心です。素直に感じて良いのです。

それを否定しようとしたり、無理やり押さえつけると、それは前述したガン発症のリスクの高いタイプになります。

自分の心の健康を大切にするのであれば、その自分の心を認めて、**その原因になった人やことなど対象そのものに正しく伝えるのが一番です。**

そのままの自分の気持ちを伝えます。きちんと伝わるように伝えるのが一番のポイントです。

伝わらないと、自分にとって更なるストレスになります。

相手を非難したり悪いところを指摘したりするのではありません。相手を変えようとすると、自分を正当化するような批判や抗議になって、相手も心を閉ざしてしまいます。

「今の言葉で、私はこれまで一生懸命やってきたことを否定されたように感じて、ものすごく悲しいです」

「そんなふうに皆の前で怒鳴られると、私もやる気が無くなってしまいます」

このように自分が怒った対象に怒ったということを伝えます。

ショックを受けたのなら、「ショックを受けました」と言ってよいと思います。崩れ落ちそうになるくらい衝撃をうけたのに、無理して平静を装う方が不自然です。その場では無理だな、とか今伝えるのは得策でないぞ、と考えるゆとりがあるのなら、落ち着いていろいろな作戦を練って、その伝える方法を考えましょう。

不平不満や怒りなどのネガティブな感情から、今度は解決策を考えるという

ポジティブな考え・行動へと変換でき、自分自身も成長することにつながります。

①伝え方が適切で、②相手との関係、③相手の理解力がそろえば、解決するでしょう。

①②は自分のこれまでの実績や力が試されます。③は自分の伝え方にもよりますが、万全を尽くして理解がえられなかったら、相手にはそういう理解力や、受け入れる能力がないんだな、と客観的にわかります。

自分の心になるべくイヤな感情を居つかせないことを優先しましょう。

けれども、気付かないふりをしたり、自分に我慢を強いるのはやめましょう。傷つけられた自分を更に傷つけることになってしまいます。

最近は、いきなり休職したり退職する人が増え、そうなってから聞き取り調査をして、ようやくこれまで溜まりに溜まったうっぷんが発覚するそうです。

定期的にメンタルケアやストレスチェックをして、精神的なリスクマネージメントをしないといけないそうです。

けれどもアレルギーのコップ理論やダムの決壊と同じで、一線を越える前なら予防できるし、ケアも簡単ですが、いったん崩れてしまうと、修復が困難になったり、打つ手が無くなってしまいます。

自分で気づかないふりをしたり、「言ってもどうせ無駄」と我慢しているつもりなのは、頭だけです。心も身体も崩壊寸前かもしれないのです。

コップから溢れる前に、しっかり自分の素直な気持ちを受け入れて、自分の心のケアは自分でしてあげましょう。

更にもう一つ心がけて、絶対にやってはいけない大切なことがあります。

★大切な人にイヤな話をしない

「悩みを一人で抱え込まないように」と一般的に言われます。それは、一人で考え込んでいると負のスパイラルにはまり込んでしまう危険性があるからです。

適切な人や機関に相談することで、前向きな打開策が見つかる場合もあります。

人に悩みを相談されて「信頼されているんだなあ」と嬉しくなった体験もありますよね。


ただ、ここで絶対にやめていただきたいことがあります。

それは、解決策を求めるのではなく「ただ自分の悩みを暴露したいだけ、発散したいだけ、聞いてもらいたいだけ」の愚痴を、大切な人に「悩み相談」の名目で浴びせ続けることです。

自分の味方や理解者に、自分の中にため込んだ不平不満・怒りや憤りなどのネガティブな感情をぶつけているだけなのです。

それは先ほどの、「このリンゴ持っていて」や「食べて」と頼むのと全く同じことなのです。

自分に対してイヤなことをした、理不尽な仕打ちをした相手に対しては、何も言い返さず自分の思いを伝えずにいい顔を見せているのにも関わらず、自分の信頼している人、好きな人、理解をしてくれている人、優しく話を聞いてくれる人に対しては、自分の抱えているネガティブな想い、いわばダークサイドをさらけ出すのです。

楽しい話ではないですから、自分もイヤな顔をしていることでしょう。言葉も暗いことでしょう。

イヤな相手にはイヤな話を伝えず、自分の好きな人にはイヤな話をしているのです。

これでは、やっていることが真逆です。

聞いている方は「これで気が済むのなら」と思ってくれているでしょうが、何と！　ネガティブな感情は人に話すことで発散どころか、更にその感情が高まることがわかっています。

イライラ怒りの話をしているうちに更に自分が激怒・激高してしまう、なんてことになりかねません。百害あって一利なしなのです。

★自分の心を平安に保つには「きっぱりあきらめて流す」

ずっと話を聞いてくれて慰めて勇気づけてくれていた彼氏が、最後に、

「悪いけど、何もしてやれんわ。ごめん」

と言って離れてしまった、という話もあります。

イヤな上司との関係はそのままなのに、大好きな彼氏との関係は切れてしまったケースです。本人は「切られた」と言っていますが、自分が切られるようにしてしまったのです。親友が離れて行ったケースもあります。


先日は、相談に来た女性が、「ずっと自分の仕事の愚痴を言っていたら、夫から

『そんなに嫌なら辞めたらいい。我慢してまで働かなくていい。俺の給料だけじゃダメっていうことなんか！』とついにキレられてしまった」そうです。

もっと罪深いのは、未成年もしくは未婚の自分の子どもに聞かせることです。物分かりが良い娘、孝行息子が相談に乗ってくれる、一緒に悪口を話せるなどと、ご本人は言いますが、大事な自分の子どもの心に、知らず知らずに小さな傷をつけています。

いつかひびが入るかもしれません。将来に何らかの悪影響を及ぼす確率がとても高いのです。

自分の大切な身内に悪影響を及ぼすのに比べたら、イヤな相手に立ち向かった方が良いと思いませんか？

伝えるべき相手にきちんと伝えましょう。伝える適正なやり方を考えるのは、自分の知恵です。できることを考えて行動できるのであれば、それは解決につながり自分の自信になります。

そうできないときには、自分にそのネガティブな思いだけが居残らないように、きっぱりと忘れましょう。

そのことをいつまでもクヨクヨ考えたり人に話すことは、そのたびにもう一度自分の中で「ストレスの再現フィルム」が再上映されているのと同じです。心身の罹患リスクが高まるだけです。

自分の心を平安に保つには、「きっぱりあきらめて流す」その覚悟も必要なのです。

「怒りを抱くということは、
誰かにそれを投げつけるつもりで
熱い石炭を持っているのと同じことです。
やけどをするのはあなたです」

ゴーダマ・仏陀（紀元前五六三〜四八三）

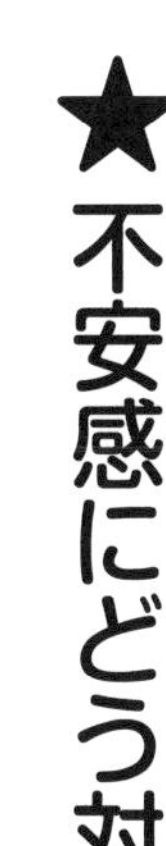

★不安感にどう対処すればいいのか

対人関係などのハッキリした原因や対象のあるものではなく、漠然とした不安感や焦燥感に駆られることも多いのです。いつも何かしら不安です、という方もいらっしゃるくらいです。

「不安」は、もともと対象のはっきりしない漠然としたモヤモヤした感情です（心理学では原因・理由・対象がハッキリしているものは「恐怖」と位置付けられて、不安と恐怖の境がハッキリしています）。

リチャード・ワイズマン博士は、「同じ人にラッキーなことが続けて起こる。反対にアンラッキーな人にはアンラッキーなことばかり起こる」と言っています。

そして、ラッキーな人（ついている人、運がいい人）というのは「不安を感じにくい・・神経症的傾向が低い」と結論付けています。

いつもリラックスしてポジティブなのです。

不安感や緊張を感じやすい人は、ストレスホルモンの放出量が多く、それが「嗜好や行動の選択肢を極端に狭める」ということがトロント大学で研究され発表されています。

不安感にきちんと対処でき、過度の不安や緊張がなければ、好きなものが増えたり、積極的に行動することができるし、行動範囲や視野が広いので、たくさんのチャンスをつかみやすくなる、というわけです。

不安というとピンとこないかもしれませんが、心配性や、過去のことに対してクヨクヨすることも含まれます。「漠然としたモヤモヤした不快感」と言えるでしょう。

これからが不安、どうなるか心配と言いますが、誰にも未来はわかりません。

けれども不安神経症の人にとっては「一寸先は闇」の心境で、ネガティブワールドしか思い描けない状態なのです。

仏教では、生・老・病・死が人間の四苦だとされています。この「苦」とは「思い通りにならないこと」のことであり、「すべての存在・あらゆる現象は、生じ滅するものであるから、何事も自分の思い通りにはならないことを受け入れることが大切だ」と説かれています。

けれども不安症の人がこの四苦を考え始めると、もう不安が膨らんできて、止まりません。

人間として生まれてくると、「身体脳」にはなかった「将来や未来のことを憂う」「過去の思い出を反芻する」という時間記憶と、「実際に目の前に無い状況を、頭の中で考える」想像力があります。

自分ではいかんともしがたい四苦に対する不安の対処に関して、もちろん古今東西、宗教者・哲学者を始め人類はずっと悩んできました。

「人間は考える葦である」（『パンセ』より）のパスカルは、「（人間が）幸福になるためには、そういう四苦は考えても仕方ないので見ないようにしてきた」と繰り返し著書の中で提言しています。

どうしようもないことは、そのまま受け入れる（仏教）か、見ないふりをする、考えないようにする（パスカル）しかないのです。

禅にも、「念を継がない」という修行があります。浮かんでくる雑念を浮かんでくる雲として捉え、浮かんでは流す、浮かんでは流す、と流し去ってしまうトレーニングです。座禅を体験した人はよくご存じでしょうが、頭の中や心の中を空っぽにして「無」になることはかなり難しいです。

そういうときには、自分の呼吸にだけ集中する呼吸法が、とてもシンプルでやりやすいのでお勧めします。

★自分の呼吸に集中する呼吸法

頭に次々に浮かんでくる不安感、その他、脳の暴走によるネガティブな考えに巻き込まれないように、「今、ここ」の感覚に集中する方法として、心理学ではマインドフルネスの方法などもありますが、今この瞬間、自分の呼吸に気持ちを集中することで、さまざまなメリットがあります。

ネガティブな雑念や不安感から精神的に開放されるのはもちろん、血圧や心拍数を穏やかに安定させるなどの身体への影響も大きいのです。

また、次の表のように、自分の希望とする効果に応じて呼吸法を上手に取り入れることが可能です。呼吸はオールマイティなのです。

★おススメの呼吸法

	吸う	吐く	効果
腹式呼吸	お腹が膨らむ　凸	お腹がへこむ　凹	リラクゼーション
インナーマッスル呼吸法	お腹がへこむ　凹	お腹がへこむ　凹	筋肉強化
丹田呼吸法	お腹が膨らむ　凸	お腹が膨らむ　凸	精神力を培う

【呼吸の留意点】

首、肩に力を入れずに、身体をゆったりと。頭頂部が上に引っ張られるように、背筋を自然にまっすぐに。

腹横筋を意識する。

●全身丹田呼吸法

全身のツボや経絡を通し、自分自身の全体像の意識が高まる呼吸法。心を安定させ、精神力を培います。

ボイストレーニングに初めて、武士道式「丹田呼吸法」を取り入れた堀澤麻衣子氏の呼吸法がとても効果的でしたので、セットで取り入れています。

堀澤式「グリグリもみほぐし」

①裸足になり、足の小指と薬指の水かき部分から一センチほどの部分を足と同じ側の手をこぶしにして、中指でグリグリもみほぐします。

〈堀澤式グリグリもみほぐし〉

足の小指と薬
指の水かき部
分から1セン
チほどのとこ
ろを手の中指
でグリグリ
もみほぐす。

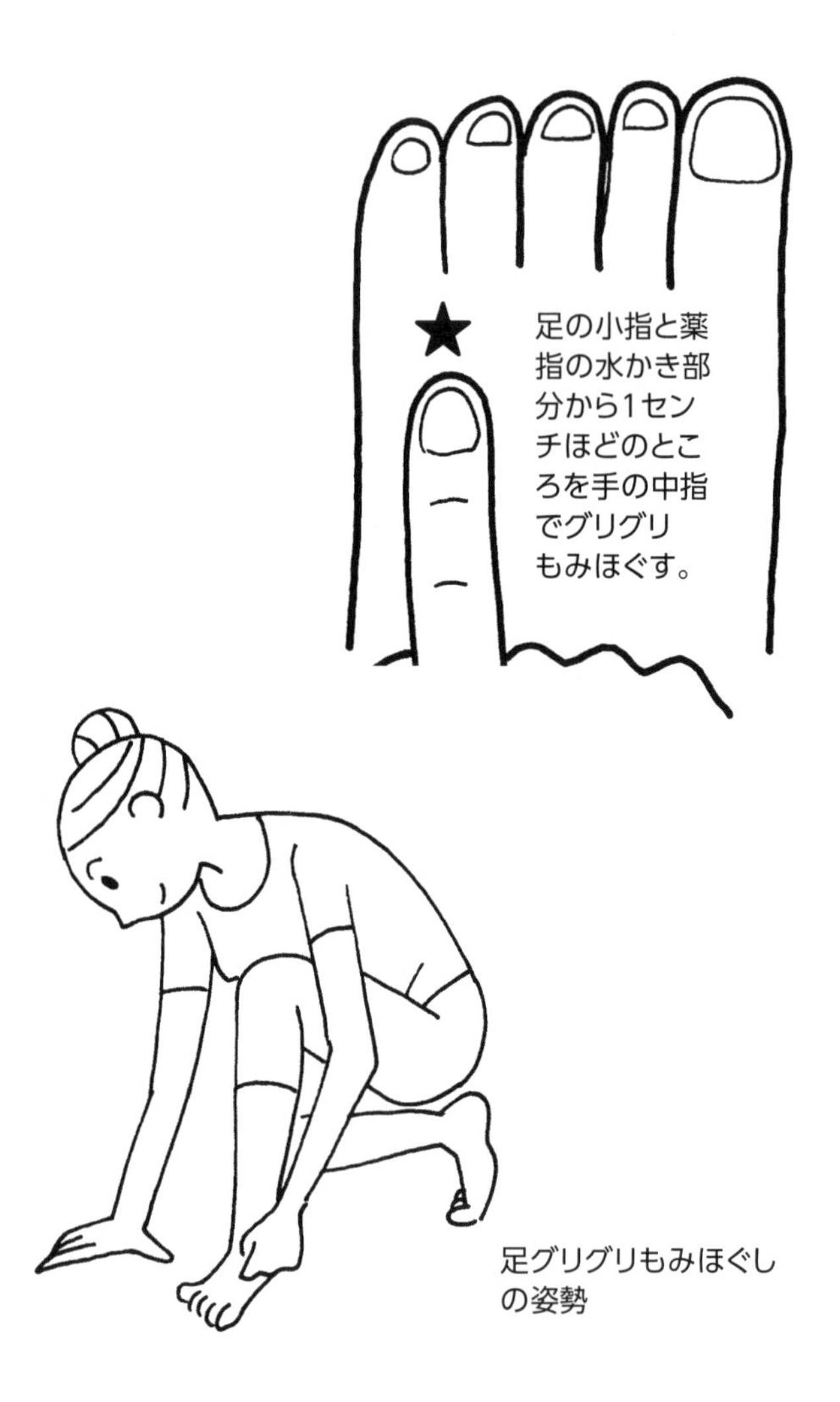

足グリグリもみほぐし
の姿勢

②前かがみになり、身体の重心を使って、ぐっと強く押します。
③手をこぶしにしたまま、足の指すべての水かきから足首に向かって足の甲をキュッキュッとこすります。
④片足ずつ、左右。
足の甲をほぐすと、足裏がしっかり安定して、「しっかりと大地に根を張っている」という感覚になります。

それから、丹田呼吸法へ。血行が良くなり疲れが取れます。

●丹田呼吸法のやり方

はじめは戸惑うかもしれませんが、ツボ、経絡を通り、全体の流れが良くなります。自分自身の身体全体を意識するのにとても良いので、ぜひ練習してください。

①（吸う）――息を吸いながら、左右の足裏の湧泉（ゆうせん）のツボから、息が上がってくるイメージで。

●左右の腕は身体の横に垂らした状態から身体の真横を通り、万歳の形まで上げながら、息は両足を上がって、身体の中心「丹田」で融合し、一本の線になって背中の正中（督脈）を上がる。

●頭のてっぺん百会（ひゃくえ）まで息を吸い続ける。

②（止める）——息を止めて左右の腕をまたゆっくり元に戻しながら。

●百会（頭のてっぺん）から顔の真ん中を通り一本の線が下りるのをイメージ

●身体の正面真ん中（任脈）を降りながら丹田へ。

③（吐く）——丹田に、いったん気を収め、左右の手の平が身体の横についたら一気に息をハ〜ッと吐き切る

●TFT鎖骨呼吸法

TFT鎖骨呼吸法は、自律神経を調整し、心臓から脳、そして全身の調子を整えるのに効果的な呼吸法です。

これはTFT（Thought Field therapy：思考場療法）でエネルギーの混乱状態

〈丹田呼吸法で空気の流れるイメージ〉

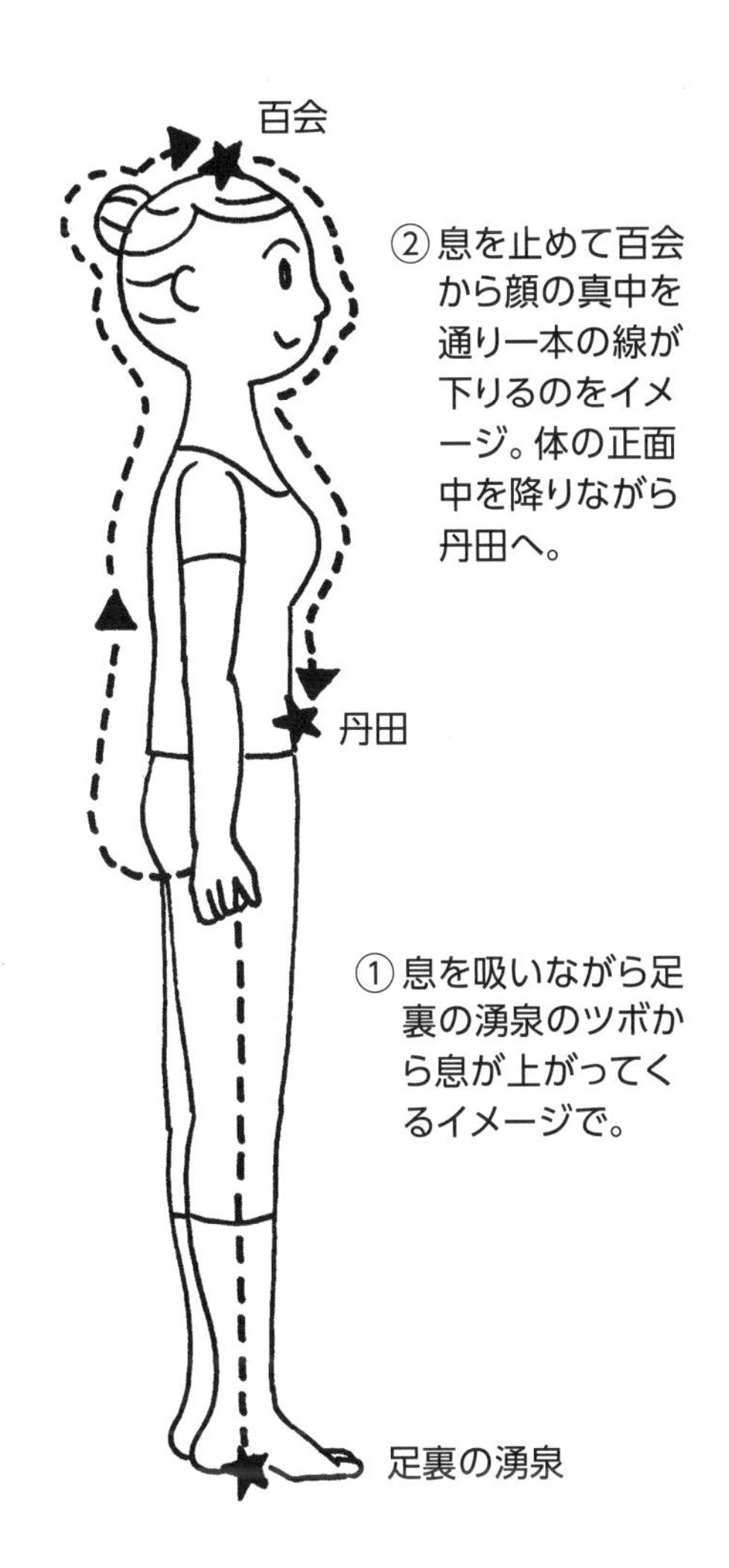

を解消するタッピングと共に副作用もなく、簡単ですし、睡眠前に行うと眠りが深くなりますのでお勧めします。

これらはみな実際に、クリニックや自律神経回復センターココリズムで、みなさまに実践していただいている呼吸法です。その時々の体調や目的に応じた呼吸法を選択しています。

呼吸法は、いろいろな流儀ややり方があって、どれが良いのでしょうか？と戸惑う方も多いようですが、

基本は、「大きく深く吸って、同じ量を大きく深く吐く」です。

吸う量が多すぎると過呼吸になり、吐く量が多いと「溜息状態」で疲れます。バランスが大切です。

慣れないうちは、あまり一気に大きく吸おうとせずに、リラックスして、「ゆっくり落ち着いて細く長く吸う——吐く」から始めると良いでしょう。

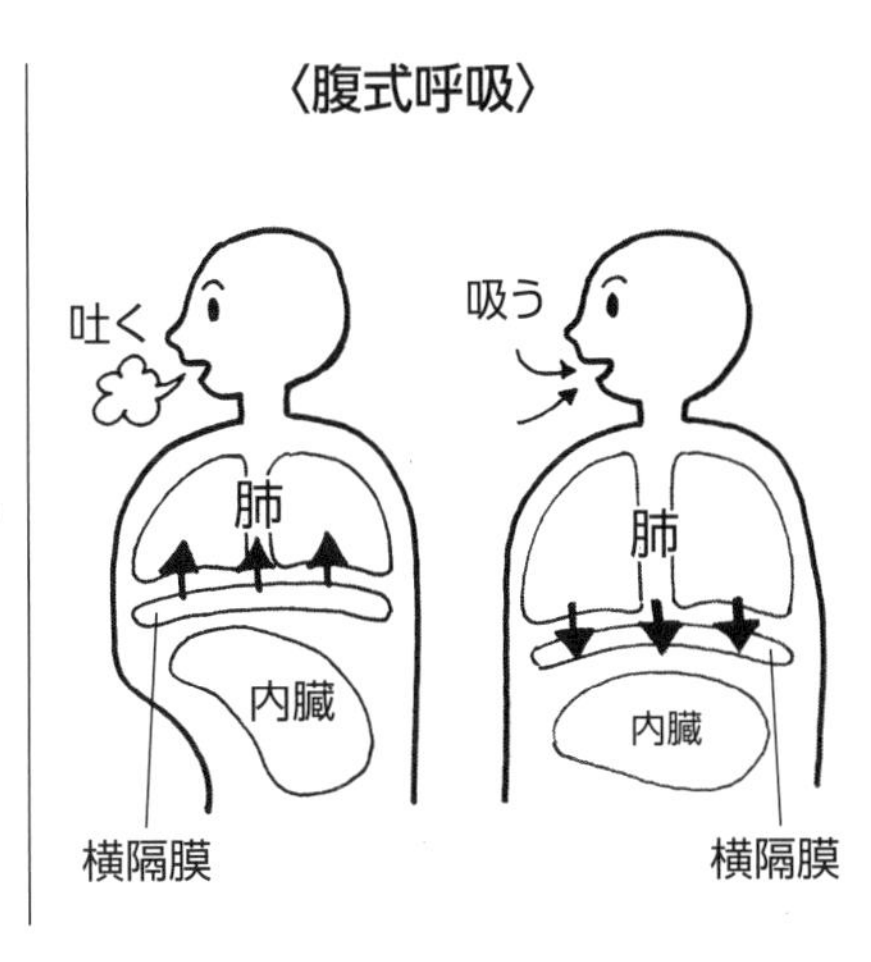

腹式呼吸はお腹に息を入れ、胸式呼吸は肺に入れる、のではありません。どちらも肺に入れるのです。

腹式呼吸は、息を吸って横隔膜が下がることで、内臓が前に押しやられてお腹が膨らんだようになります。深い呼吸と言われています。

胸式呼吸で、お腹が出ないのは、横隔膜はそのままで肺が横に膨らむからなのです。「胸式呼吸は息を吸うときに肩や胸を使うので、喉にも力が入ってしまう」ことが多く、喉をリラックスさせたいボーカルなどには向きません。諸説ありますので、あまり意識し過ぎずに自然体で行ってください。

〜〜〜〜〜〜〜〜〜〜〜〜〜〜〜

【MEMO】

息を吸って〜というと、肩を上げお腹をへこまして息を止める、という動作をする人が多いのですが、逆です。

風船をイメージします。〈吸う〉空気が中に入ったら風船が丸く膨らむ。〈吐く〉中の空気を押し出したら、風船がぺちゃんこですね。

呼吸はできれば鼻呼吸で行います。鼻から吸って口から吐く、でも構いません。鼻から息を吸う鼻呼吸の習慣が身につくと、外界からの悪影響をかなりシャットアウトできます。

鼻から空気を吸うと、まず鼻の中に鼻毛があり、喉までは「鼻腔」というたくさんの繊毛の粘膜細胞があります。外部からの花粉や化学物質、細菌やウイルスなどを絡めとって、喉や気管支、肺まで届かないように守ってくれています。

　また鼻から吸うことは、通過する空気を温めて湿度を上げる働きもあります。「高性能の保温・保湿マスク」と同じです。扁桃（アデノイド）は免疫組織で、細菌やウイルスを退治してくれますが、鼻腔を通る際に湿度を上げて温めていますので、二重三重に抗菌作用が高まっています。

口呼吸では、寒い時期では冷たい空気がそのまま喉を通過するため、喉の免疫組織は力を発揮できず、そのまま肺にウイルスや細菌が侵入、というリスクが高まってしまうのです。

　次の項の「自律神経」は自分でコントロールできない神経ですが、呼吸だけは、意識的にコントロールできる唯一の神経です。意識的に止めたりもできるし、無意識でも二四時間呼吸できます。

　ですから呼吸によって自律神経系に働きかけ、リラックスに導くこともできます。呼吸は、無意識や潜在意識の領域（イメージ）の橋渡しをしてくれるのにとても重要な役割を担っているのです。

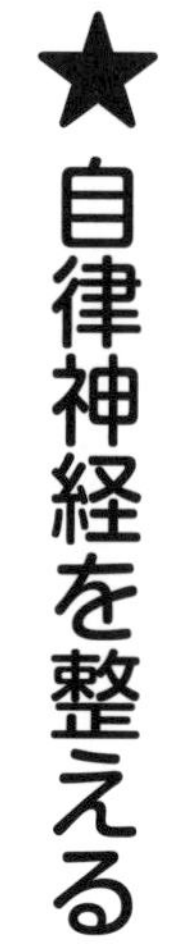

★自律神経を整える

自律神経は、私たちの意思とは無関係に身体の機能を調整している神経です。

交感神経と副交感神経という、相反する神経のバランスで成り立っているので、そのバランスによって全く違う症状が出たり、時と場合、体調によって自律神経が乱れて現れる症状がいろいろ変わることも多いのです。

特徴としては、検査をしても特に器質的な異常が無く、ハッキリした病名がつかないので、結局「自律神経の乱れですね……」と診断されることが多いのです。

自律神経系のさまざまな症状

精神症状	不安感、恐怖感、イライラ、落ちこみ、集中力低下、気力低下、ささいなことが気になる、記憶力・注意力の低下、すぐ悲しくなる、怒りっぽいなど
全身症状	疲れやすい、倦怠感、目まい、微熱が続く、ほてり、食欲不振、不眠、中途覚醒、朝起きられないなど
筋肉・関節	肩コリ、痛み、腰痛、関節のだるさなど
皮膚	多汗、汗が出ない、冷や汗、皮膚の乾燥、かゆみ、アトピー性皮膚炎の悪化
頭	頭痛、頭重感
耳	耳鳴り、耳の閉塞感、詰まり感
目	疲れ目、涙目、眼の渇き、ドライアイなど
口	口の渇き、口中の痛み、味覚異常など
喉	異物感、イガイガ感、喉の圧迫感、喉の詰まり感など

呼吸器	息苦しい、息がつまる、息ができない、酸欠感、息切れなど
心臓・血管	動悸、立ちくらみ、のぼせ、胸部圧迫感、冷え、血圧の変動など
手・腕	しびれ、冷え、痛み、ほてり、震えなど
消化器	食道のつかえ、異物感、嘔吐、吐き気、腹部膨張、下腹部の張り、腹鳴、胃の不快感、便秘、下痢、ガスが溜まるなど
泌尿器	頻尿、残尿感、尿がでにくい、など
生殖器	インポテンツ、早漏など（男性）、生理不順（女性）など
足	しびれ、冷え、ほてり、痛み、ふらつきなど

病院で検査をしてもどこにも異常が見つからず、この表の症状がいろいろ重なったり、変化して現れて、「自律神経質（自律神経失調症）ですね」といつも診断されるようなら、あまり一つ一つの症状にとらわれ過ぎず、まずは根本の自律神経を整えましょう。

★自律神経・春夏秋冬セルフケア

季節の変わり目に体調を崩しやすいという方は多いものです。季節によって、気温や湿度、気圧などが大きく変化するのが、四季のある日本の気候の特徴と言えるでしょう。

一般的に気圧の変化に敏感な人は台風の前に体調を崩しやすい。

気温の変化（寒暖差）に弱い人は季節の変わり目に体調を崩したりアレルギーが起こりやすい。

湿気に敏感な人は雨の降る前や梅雨時期などに頭痛がしたり痛みが増したりするものです。

その全部に反応する混合タイプもあります。自分では気づかなくても、身体がいち早く気候のさまざまな変化に対応しようとしているのです。めまぐるしく変わる季節ごとの天候の変化に、何とか身体を順応させようと頑張ってくれているのが、「自律神経」です。

四季おりおり自律神経の働きに特徴がありますし、人ぞれぞれの体質によって自律神経のタイプも違うのです。それによって春夏秋冬のうち苦手な季節が違うのもそのせいです。

自分の自律神経のタイプを知り、それぞれの季節に応じた自律神経のサポート法を実践すれば、一年を通じて心身のバランスが整い、体調の崩れを防ぐことができます。

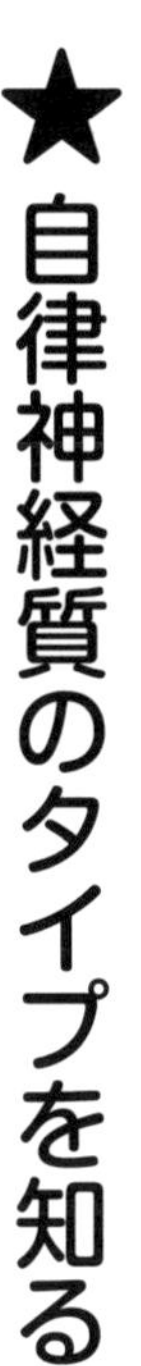

★自律神経質のタイプを知る

自律神経質のタイプを知ることから始めましょう。

❶体質的な自律神経アンバランスタイプ

生まれつき、体質的に自律神経のバランスを崩しやすいタイプ。

特徴――季節の変わり目に体調を崩す。小さい頃から夜泣き、疳の虫、病弱、下痢や食の細さなど、「赤ちゃんのときから育てるのが大変だった」とよく言われる。幼少時には立ちくらみがしたり、車酔いしやすかった。

❷気質的な自律神経アンバランスタイプ

もともと神経質、心配性だと自覚している。気が小さい、気が弱い、と自己診断する人も多い。不安神経症の人も多い。

特徴――小さなことをくよくよしたり、過大に心配したり常に悩みや不安感、そこからくる恐怖感などがある。神経が過敏になるとささいなことも頭から離れずグルグル悩んでしまう。身体症状についてもいろいろ過剰に心配し、不安になり過ぎて、ドクターショッピングする人も多い。

❸ホルモン影響型自律神経アンバランスタイプ

自律神経とホルモンは車の両輪だといわれる。お互いに影響し合うが、その影響がことさらに強く、悪い方向に出やすいタイプ。女性だけでなく男性にも顕れる。

特徴――身体的には疲労、頭痛、動悸、目まいが多く、精神的にはイライラや興奮、うつ症状などが多い。女性では、月経前症候群（ＰＭＳ）である生理のときや排卵時に腹痛や頭痛などの身体症状が強く出る。更年期障害の症状が重い。

❹ストレス影響型自律神経アンバランスタイプ

人間関係や仕事のストレスが強く、気分の切り替えができない。クヨクヨイライラ感が続く。落ち込むとなかなか立ち直れない。または、怒りがなかなか収まらないタイプ。しつこく、頑固な面も。きまじめで几帳面だといわれることも多い。

特徴――ストレスで眠れなかったり、食欲が落ちたり逆に過食したりする。胃腸炎になったりアレルギー症状が悪化したりする。痛みも激化する。

生来持っている気質的、体質的なものや、環境や年代によって後天的に起こるものもあり、前述の要素が、その時々に組み合わさっていることが多いようです。昔は気質的・体質的なタイプが、心気症、神経症などと呼ばれていたこともあります。

❶❷のタイプに❸❹が重なると症状がひどくなることが多く、もともと元気で、❸❹が中高年期以降に起こった方は、急に自律神経がアンバランスになり制御不

能になるので、「元気な私がなぜ?」と自信喪失の危機が訪れる可能性もあり、それぞれ違う落とし穴に注意が必要です

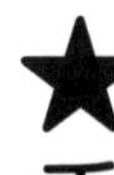

季節ごとの自律神経健康法

自律神経を整えるうえで、季節の流れを陰陽五行で捉えてみると、自然の摂理にかなった心身のケアがいかに重要なのかがよくわかります。

食と陰陽五行のかかわりを岡部賢二先生に教えていただきました。

岡部先生は、九州の福岡県朝倉市杷木(ハキ)の自然を気に入って移り住んで、発足されたムスビの会を中心に、陰陽五行や正食(マクロビオティック)などの研究や健康指導をされています。

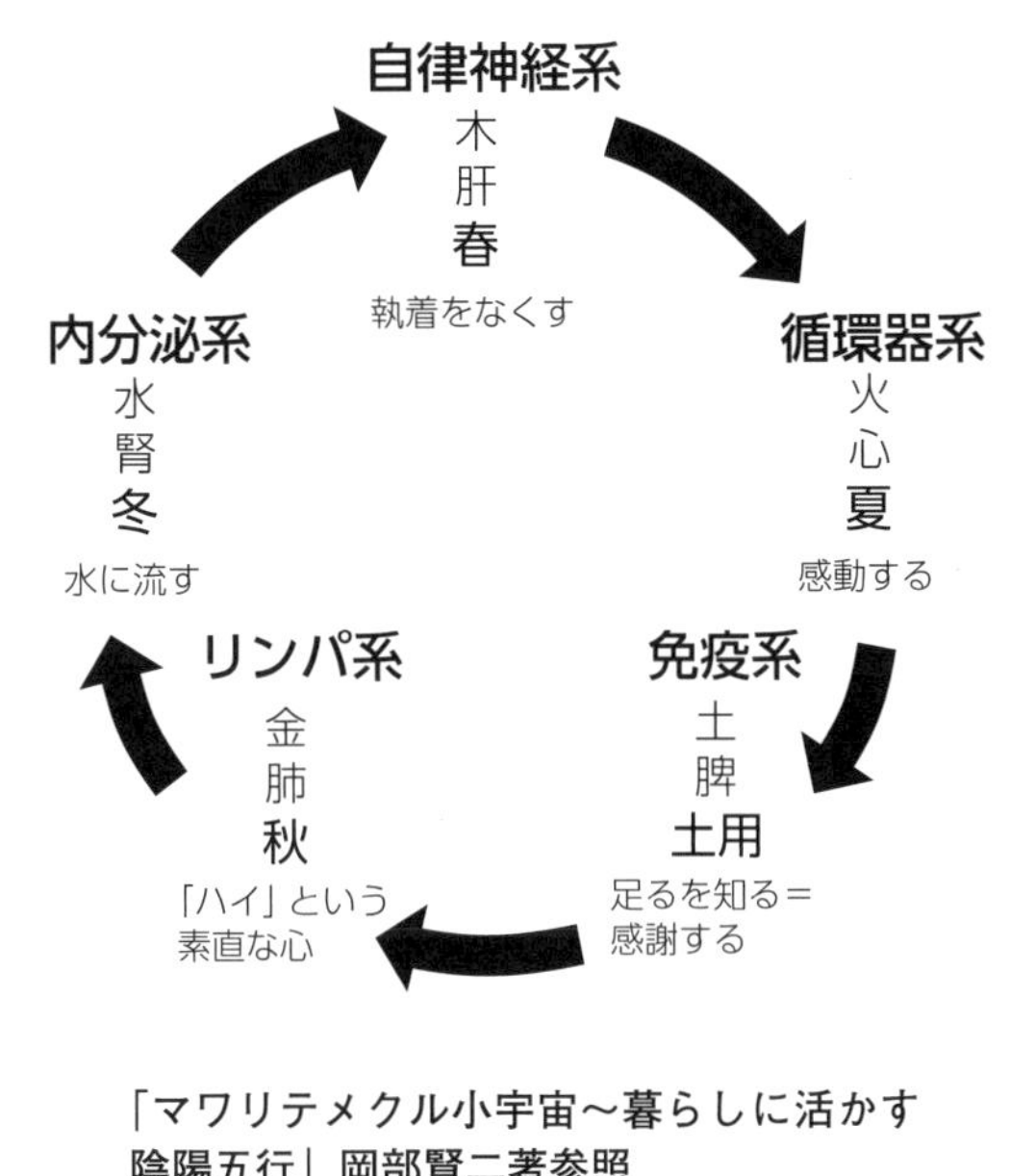

「マワリテメクル小宇宙～暮らしに活かす陰陽五行」岡部賢二著参照

季節ごとに起こる私たちの心身の変化に振り回されるのではなく、大きな自然の摂理を知ると、（私たちも宇宙の一部なんだなあ）というマクロとミクロの世界から自分のことを捉えることができます。

東洋医学と西洋医学をうまく融合しながら、自律神経ケアをしていきましょう。

★春の不調の原因は自律神経の乱れ――「お疲れ肝臓」のケアが大切な時期

春は、日本の上空を流れている偏西風が強いため、高気圧や低気圧の移動速度が速いのです。そのためようやく暖かくなってきたと思った矢先に寒風が吹く、晴れたと思ったら今度は雨、と繰り返します。

一日の気温差が大きく、日本列島の北と南でも気温の違いが大きい時期です。天候の変化についていけず体調を崩す人も多くなります。

天候に何とか順応させようと自律神経が大忙しの季節なのです。

また、学校や職場などの生活環境の変化が多い時期でもあります。

例えば、通勤時間が今までよりも短くなり、肉体的に楽になっても、「変化はすべてストレス」ですから、生活リズムが変化すること自体がストレスになることもあるのです。

ストレスが多いと、交感神経が優位になりやすく、血管や筋肉が緊張するため血流が悪くなります。

「万物が萌え生ずる」春は、木や草花が自然のエネルギーを受けてのびやかに成長する季節で、とても暖かく明るいイメージなのですが、俗に「木の芽時（このめどき）」と言って昔から「精神的に一番バランスを崩しやすい時期」であるとされています。

- **五行では「肝」が自律神経を支配しています。**
- 肝臓は有害物質を解毒・分解したり、栄養素の生産・リサイクルも行っています。
- 肝臓は、私たちの肌、髪、血液、筋肉をつくる材料を提供する「全身をつくる化学工場」と呼ばれ、重要な役割を果たしています。

●春はこの疲れた肝臓をケアして活性化することが肝要です。

●肝の大切な役割は「疏泄（そせつ）」で、これは気・血（けつ）・津液の巡りを調節する働きのことです。これがうまくいかないと怒り・イライラ感、気分の落ち込み、過度の緊張感、腹部の張り感・喉の詰まり感などが起こります。

「肝」はまた「怒」「筋」も支配しているからです。

●「肝」の外界への出口は「眼」です。「肝」が疲れると視力障害や目の充血・かすみなどのトラブルが現れます。

眼は最も新鮮な血液を必要とするので、「肝」の浄血力の低下による血行障害が顕著に出るからです。

春は「張る」と同じヒビキで、下腹部が張る、頸肩（くびかた）が張るなどの「張った感じ」が増える時期でもあります。

★暮らしに活かす陰陽五行による食事アドバイス

「肝」＝青色

●「肝」の働きをよくするのは**緑黄色（青）野菜**。**ほうれん草や小松菜、春菊やパセリ、ニラなどのカロチンや食物繊維の多い野菜**がおすすめです。

●**「肝」「胆」が弱ると、油の循環が悪くなる**のですが、「肝」の食楽である三月から五月にできる旬のもの：**菜の花、ヨモギ、フキ、竹の子、タラの芽、ノビル**などの野草は「春の息吹＝生命力」を私たちにもたらすだけでなく、**「肝」「胆」に滞った油汚れを排泄する作用**も強いのです。

●「肝」が弱い人は油物を好む傾向がありますが、脂っこい料理やお菓子、食品添加物がたくさん入った加工食品などは、「肝」と「胆」に食毒と薬毒を蓄積します。

●また、「肝」の働きが低下すると「**酸味**」が欲しくなります。炭酸飲料などではなく、**味噌**や**梅干し**、**梅肉エキス**などの**伝統発酵食品の酸味**がおススメです。

●**怒りやストレスは肝臓を傷めます。**

また、精神的分析では、**怒りは便秘と直結しています。**「腸肝循環」と言って、便秘をしていると腸内の腐敗物や油が再吸収されて肝臓に戻るそうです。

便秘を治すことが重要なのです。

肝と腸を整えるためにも、春は油物を控えて食物繊維や伝統的な発酵食品を多くとるように心がけましょう。

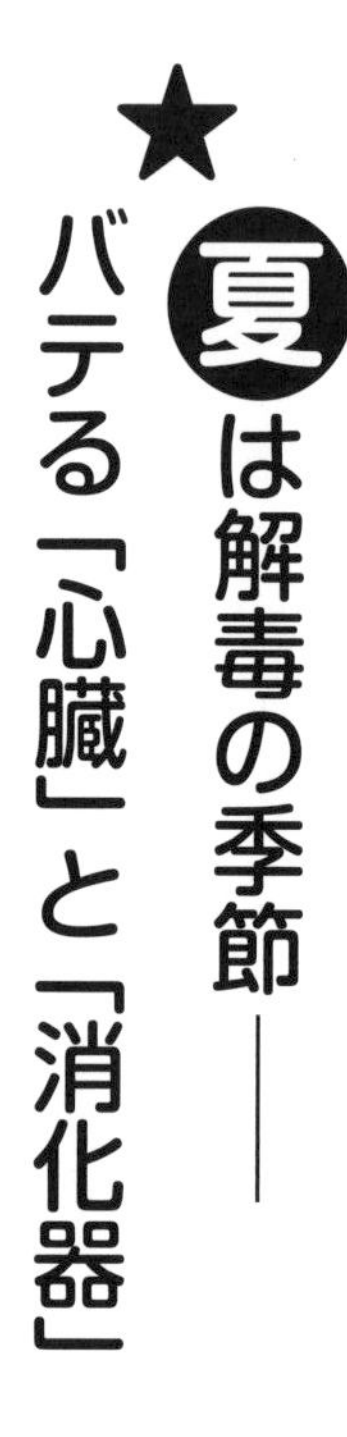

★夏は解毒の季節——バテる「心臓」と「消化器」

夏こそ本来は、汗をかいて心臓や消化器のデトックスをする季節なのです。

しかしエアコンの効いた室内で、あまり水分補給もせずに過ごす人も多く、心臓の負担だけが大きくなり、また冷えすぎによる小腸の機能低下を引き起こします。室内と屋外の温度差が大きく、発汗による脱水もあり、身体にとっては「一年の中で最も過酷」なシンドイ時期でもあります。

熱中症や、エコノミークラス症候群も多くなります。

気温の高い夏になると、私たちの身体では、血管が皮膚近くの毛細血管に広がり、身体の熱を放出したり、汗をかいて体温調節をします。心臓も活発に動いて上半身の血流量が増えますが、血管が拡張するため、足の方に降りた血流が戻りにくくなり、それを戻そうとして、心臓にかなりの負担をかけてしまいます。

●夏に気を付けるポイントは、心臓の負担を軽減するために血流を良くすることです。

●第二の心臓「ふくらはぎ」を鍛え、心臓の血液ポンプの負担を減らします。

ふくらはぎのマッサージや足指を積極的に動かしましょう。

●腸腰筋を動かす足踏み体操や、ヨーイドンで足の指を使って足裏を意識して歩

くことを日常生活に取り入れましょう。（102ページ）

●眩暈（めまい）や頭痛が出やすくなりますので、ストレッチや筋トレで首周りの筋肉をつけて、血流を促すことも重要です。

●首、肩の血液循環をサポートしましょう。

●猫背体操も効果的です。（85ページ）

★「夏の冷えと夏太り」に要注意

身体を正常に機能させるためには三六・五℃前後の体温の保持が不可欠です。冬の季節には外気温がそれよりもずっと低いため、自分で代謝を上げたり、熱産生をうながして熱を作り出し、体温を維持しなければなりません。

これに対して夏は外気温が上がるため、自分自身で熱をつくり体温を上げる必要がありません。

夏は意外なことに基礎代謝が下がっているのです。その上、汗と一緒にビタミンやミネラルが排出され、疲れやすくなります。

●**ビタミンB**は栄養や脂肪をエネルギーとして消費する作用を助けますし、**カリウム**は余分な水分の排出を促す働きをするので、ともに不足するとむくみや夏太りの原因になります。

●加えて冷たい飲食物の摂取も糖分取り過ぎにつながります。

昔から「夏痩せ」という言葉もあり、何となく身体も夏バテでだるいし、気持ち的には夏は痩せそうな感じがするのですが、現代は**「夏の冷えと夏太り」**の危険な時期なのです。

★暮らしに活かす陰陽五行による食事アドバイス

心＝赤

●陰陽では、臓器と類似した食物を摂ることを勧めます。**心臓の形はトマトと類似しています。**

●**トマトは夏野菜で、過剰な熱を循環させ発散させる働きがあることから心臓の**

働きを助けます。
●「心」が弱ると「苦味」がおいしく感じられます。
●「心」に良いのはヨモギやフキ、菜の花などの野草の苦味です。
●野菜では春菊、大根葉、パセリ、ニガウリ、ウコン、田七人参などが夏にお勧めです。自然塩に含まれるニガリ成分も「心」の動きを整えます。
●また、夏の色は赤。人参や梅干し、赤みそ、赤米、アンズ、クコなどは良い赤。
夏場にできる野菜は、熱を発散して身体を適度に冷やしてくれるので、心臓の働きを助けます。少量の塩気を補いながら積極的にとりましょう。

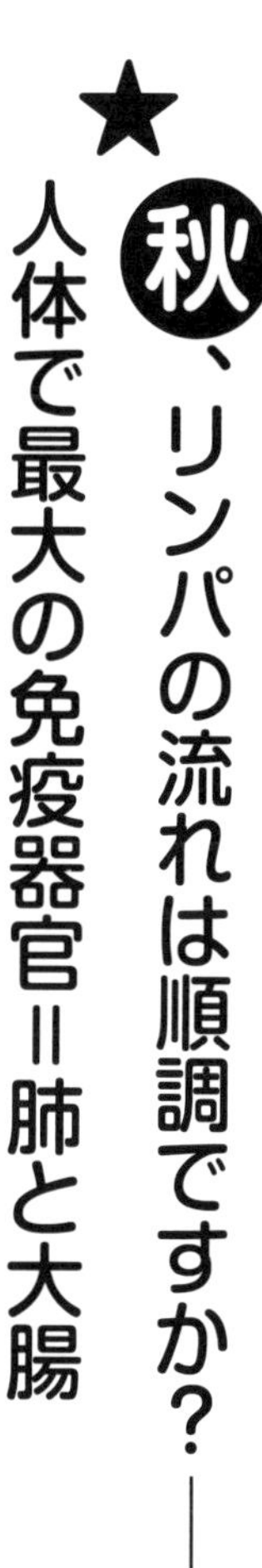

★秋、リンパの流れは順調ですか？——人体で最大の免疫器官＝肺と大腸

秋は鼻と皮膚のトラブルが増えます。憂いと悲しみの季節です。

移動性の高気圧と低気圧が交互に日本の上空を通過するため、寒い日とあたたかい日、晴れと雨の日が交互に繰り返されます。

秋晴れは五月晴れと同じで、日本列島は大陸からやってくる移動性高気圧に覆われます。そのような日は過ごしやすい晴天となり、穏やかな陽気に包まれます。

しかし、日照時間が短いために、太陽が出ている時間や場所は温かいのですが、日陰や、日が沈むと急激に気温が下がるのが特徴です。
秋はまた台風シーズンでもあり、自律神経が気温差、気圧差に振り回されます。
朝や夜の冷え込みも始まり、最低気温が八℃を下回ると紅葉が始まります。

●**陰陽五行では、秋は、肺と大腸系のエネルギーの流れを司っています。**
人体は肺と大腸で外界と接触しており、この肺と大腸は人体で最大の免疫器官といっても良いでしょう。

●**「肺」は「憂(うれ)い」「呼吸」「水分代謝」を支配しています。いつもめそめそして悲しみに浸っている人は肺が弱っているのです。**

●**悲観的・否定的な人も「肺」を元気にしていくと自然に前向きな志向になっていきます。**

●また「肺」**は乾燥を嫌います**。秋から冬にかけて乾燥するこの時期が「肺」の弱りやすい時期でもあります。

●湿気が少なくなると、肺や皮膚からどんどん水分が失われ、水分代謝が悪いと更に、**皮膚もカサカサ乾燥が進みます**。

●**また肺の外界との入口は鼻**です。**肺のリンパ管がつまり流れが悪くなると、鼻からの水漏れが起こり（漢方の水毒）、鼻水や咳、痰**がでます。

●水毒を抜こうと、**くしゃみや喘息**の発作が起こったり、**花粉症**の症状で排泄しようとします。

入浴で身体を温めると、水の循環が良くなりむくみが取れ、大腸の働きも良くなります。大腸が整い出すと、肺を始めとした体中のリンパの流れが整います。

相互作用があるので、呼吸法などで肺の働きを高めれば、大腸の働きを整えることができます。（132ページ）

秋は実りの秋です。春に生命の躍動が始まり成長し夏に活性化すれば、いよいよ収穫の秋になります。

ただ、現代のストレスフルな生活では、春に木の芽どきで自律神経が乱れ、夏バテをしたまま、憂いの秋に突入、というパターンに陥りかねません。

陰陽五行では春夏（土用）秋冬、お隣同士は親子の関係なので、その季節で心身を整えておかないと、次に来る子どもの季節に悪影響を及ぼしてしまうのです。

★暮らしに活かす陰陽五行による食事アドバイス

●実りの秋に収穫される**大根**、**玉ねぎ**、**レンコン**、**里芋**などの根野菜には**大腸の働きをよくする食物繊維**が豊富に含まれています。

●**キノコ類**の収穫が多いのも秋です。

●**レンコン**、**里芋**、**キノコ**、**海藻**などの**ネバネバ成分**は「**肺**」**を潤してくれます。**

●秋に実る**玄米**や**雑穀**から**生命力**をいただきましょう。

●お薦めは、**辛みが甘みに変わるもの**が良いです。**切り干し大根**（大根の辛みが天日干しで甘みに変わる）や**玉ねぎ**、**白ネギ**など、辛みが強いけれども、煮炊きすると甘みが出ますね。

●**デンプンをよく噛んだときに出る唾液が、秋の「肺」の働きを助けます。**

●よく噛むと甘みの出てくる**粟**や**キビ**、**黒豆**や**金時豆**なども、噛むことで唾液が出て甘みも増し、**胃腸の働きを良くしてくれます。**
白砂糖の甘味でなく自然の甘みや、よく噛んで生まれる甘みを大事にしましょう。
●ちなみに、**気管支と類似する食べ物はレンコン。**
●**大腸と同じ形の食べ物は、**白くて長くて根の食べ物の**大根や白ネギ、玉ねぎ、生姜、自然薯、くず、こんにゃく。**
●**大腸が支配する皮膚と類似しているのが、「皮」ツキの食べ物**です（**根菜類や玄米**）。季節の収穫物とマッチしていますね！

ただし食欲の秋ですが、食べ過ぎると大腸の異常発酵を起こしリンパ管の流れが悪くなります。ご注意を！

「はい！」と言える素直さが、よどみのない流れを生む循環のカギ。
「肺」と同じ言霊で「命をよみがえらせる」力があり身体の浄化を促します。

★冬は老化の季節——生命の泉「腎」にとって危険な時期

腎＝黒

「腎」は、老廃物の排出や水分調整のほかに、血液やホルモンなどの体液をコントロールしていて、内分泌の中心ともいえます。

陰陽五行では成長、発育、生殖に関する働きを生涯にわたって左右する非常に重要な生命の源で、『先天の本』とされています。

●「腎」は生命の泉であり、心身の潤いと若さを保つ重要な働きを担ってくれているのです。

●「腎」には精力として、生命エネルギーが蓄えられており、さまざまなホルモンコントロールをしている内分泌系の中心です。

●エネルギーに深い関わりがある「腎」の衰えは、歯や腰がもろくなる、腰の曲がりや足腰の弱り、骨折しやすいなどの老化に直結します。

●また、「腎の華は髪」と言われるくらい、ツヤ髪や髪の発育・脱毛は「腎」の勢いと関係があり、勢いが良ければ腎の色である「黒々」とした髪が生えそろいます。

●「腎」の外界とのエネルギーの連絡口は「耳」ですので、冬に「腎」が弱まると、耳鳴りや難聴、三半規管の機能低下などが起こりやすくなります。

●寒くなると耳の不調や目まいを訴える方も多くなります。「腎」を元気にすると同時に、耳のマッサージで血流をアップさせましょう。（108ページ）

●「腎」の弱りが陰陽では「恐怖心」となって現れるとしています。高所恐怖症、閉所恐怖症、対人恐怖症などの恐怖症は「腎」が疲れると悪化します。

●更年期の頃にホルモンが乱れると、今までは人付き合いの良かった女性でも

「人に会いたくない」という対人恐怖が出たり、急に高い場所やデパートなどの人混みや広い空間が苦手になったりします。

あまりの恐怖に腰が抜けた、とか一晩で髪の毛が真っ白になった、という話を聞きますが、骨と髪の源である「腎」が「恐怖心」と関わっている証なのかもしれません。

「腎」が弱っていると、生命力が衰えるせいで、引きこもりがちになり、いつも優柔不断でクヨクヨして何事にも消極的になってしまいます。

★暮らしに活かす陰陽五行による食事アドバイス

「腎」が最も活躍するのが「冬」で、一年分のエネルギー（腎気）を蓄えるのですが、冬は「腎」が最も苦手とする寒い季節でもあります。

●腎は冷えに弱いのです。ですから、「腎」を元気にするためには、身体を冷やさ

ないことが大切です。

●**五行では「腎の味は塩気」です。「天然の塩」には保温作用があるのです。天然の塩を良い塩梅（あんばい）の塩加減でいただきたいものです。**

●**「腎」の最高の食薬は海藻です。海藻のミネラルがカルシウムやマグネシウム**などの微量ミネラルを補給するのです。

●**昆布やひじき**は海藻の中でも**身体を温める陽性の力**が強いそうです。

●寒い冬には、**野菜は栄養を根っこに蓄えます。**ですから冬場の**根菜類**は野菜の**エネルギー量が多く、身体が芯から温まります。**

●火のエネルギーもたっぷり加えて**ゴボウ**や**人参、レンコン、里芋**など**筑前煮**や**けんちん汁**でいただきましょう。

●腎の色は「**黒**」なので、**黒豆、黒ゴマ、黒米、そば、海藻、ゴボウ、きくらげ**などの黒色食品は、どれも**ホルモンバランスを整え、腎を活性化**してくれます。

●また、「**腎」に類似した形の食品は「豆」**です。

小豆は昔から腎臓病の薬として用いられていましたし、**大豆**にも**イソフラボン**という女性ホルモンのような働きがあることがわかっています。

腎には豆が良いんですね！

「腎」の働きを良くする秘訣が「水に流す」という「とらわれない心」です。

★季節の変わり目の「土用」――エネルギー不足に要注意！

脾＝黄色

春夏秋冬の四季には含まれませんが、陰陽五行では、季節の変わり目に土用があります。**陰陽の気の流れが不安定で、私たちの生命エネルギーも不安定になって気力不足、体力不足、体調不良が起こりやすいのが土用です。**

自律神経質の悩みも「季節の変わり目が悪い」という方が多いのです。

一年に季節の変わり目の土用は四回あります。夏の終わりから秋にかけてちょうど**夏バテで慢性疲労を感じている頃に「土用の丑の日にウナギを食べる」**という習慣があり、何となく「土用」という言葉には親しみがありますね。

冬から春の季節の変わり目の土用には風邪やインフルエンザが流行ります。免疫系が低下している頃です。

●**土用はエネルギー発電所のようなもの。**「脾（ひ）」が五行の中心になって五臓が機能していますが、この「脾」に相当するのが、現代医学では「**膵臓（すいぞう）」だそうです。**

●**膵臓＝黄色**で、食べた物を消化する**消化液**や、**血中の糖分を細胞に取り込むインスリン**などを分泌し**血中の糖をエネルギーとして利用**します。

●身体の中心でバランスを取っている「脾」をサポートするためには、**臍下丹田にしっかり気を入れて足裏に重心を落とし、身体全体を安定させる**ことがとても大切です。

りましょう。（90ページから）

「しっかり立つ」練習をして、この時期にはエネルギー不足にならないように頑張りましょう。（90ページから）

【MEMO】

「臍下丹田に意識を集中して気を集める」

丹田＝赤い血液を造る田んぼという意味。

丹田に気を集めると、小腸での造血作用が活発化し、同時に熱に代表されるエネルギーもお腹に集まって重心が安定するという意味がある。

「臍下丹田」へその下三寸（約九㎝）ここに気力を集めれば、健康を保ち勇気が生じると言われている。心身の活力の源である気の集まる所。

★暮らしに活かす陰陽五行による食事アドバイス

●まず土用の基本は、なるべく**少食にして胃腸を休めてあげる**ことです。

●この時期の食薬は**黄色で甘みのある食べ物**ですので、夏の土用は**カボチャやと**

うもろこし、秋の土用には**クリやさつまいも**、冬の土用には噛むと甘みも出る**米のでんぷん質**や**甘酒**、**干し芋**、春の土用には**キャベツ**や**菜の花**がそれぞれの季節に最適です。

●**天然の塩**を少量加えると甘みも増し、胃の働きも良くなります。

ただし、**甘みといっても一番いけないのが白砂糖の甘みです**。白砂糖は摂らないようにして、**自然の穀物や野菜の甘みなどの天然の甘み**を味わうようにしましょう。

●どうしても甘いものが欲しいときには、**米飴**、**麦芽水あめ**、**メイプルシロップ**のようなデンプンが糖化してできた甘みに切り替えていくとうまくいくようです。

「足るを知る」食べ物を通してイノチというエネルギーをいただいています。大きなイノチに生かされている感謝の心で、「感謝していただく」のが大切です。

季節ごとの作物を上手に取り入れて、なるべく自然の状態のエネルギーを食物からいただくことで、内臓にも負担なく、心身のバランスを整えることができます。

それぞれの季節に応じた、「気の持ち方」「考え方」も取り入れて生活するような習慣になると、清々しい気がいつもスーッと通り抜ける滞りのない自然体で健やかに生きて行けそうです。

★悩みグセのリバウンドにご用心!

悩みながら身体を動かし、クヨクヨイライラしない精神力を身につけ、身体も心もクヨクヨ悩まないようになって、悩んでいることから解放されるときが近づいてきました。

さあ、ここであらかじめ覚悟しておきたいことが、「悩みグセのリバウンド」の危険です。

これまでのクヨクヨ悩んでいる時間が長ければ長いほど、悩む時間がスッポリ無くなった状況に、「習慣の生きもの」である人間は落ち着きません。

変化すること、習慣が乱れることは心身にとってストレスです。悩んでいることが日常生活の一部になっていますし、「脳のひまつぶし」にもかかわらず、「何となく何かをやっているようなつもり」に本人はなっているのです。急に考えることが無くなると、胸にポッカリ穴のあいたような空虚感が生まれがちです。

ようやく禁煙に成功した人と似たような状況に陥ります。時間がつぶせないのです。タバコを吸うために無駄な時間を費やしている、と気づいて禁煙したはずなのに、その時間を持て余してしまうのです。

子育てや介護で日々忙しくて、「早く自分一人の自由な時間が欲しい〜」と言っていた人が、自由になった途端「空の巣症候群」に陥りやすいのにも似ています。禁煙もダイエットもリバウンドしやすいのは、それ自体が目標になるからです。頑張って成功した！　やったぞ！　その瞬間が自己達成感と自己満足感の絶頂期です。

さあ、その後が問題です。絶頂からは下がるしかありません。目標を達成した後に陥りやすいのが、「燃え尽き症候群」です。

そういうものなのです。

悩みから解放されたいとあれほど願っていても、いざ何も悩むことが無くなると寂しくなるのです。

そこで、モソモソと今までいた場所に戻ってしまいます。

それが「悩みグセへのリバウンド現象」です。

そうならないためには、悩んでいるのに費やしたエネルギーを、これから何のエネルギーとして使うのか。それを今から準備しておきましょう。

悩むことに費やしている自分の時間とエネルギーを、これから一〇〇歳までの間に何に使おうか？　と考えましょう。

前々からしたいことがあってすぐ見つかる人もいるでしょう。

「そんなこと考えたこともなかった！」と思う人もいるでしょう。「自分の人生を一〇〇歳まで健康に生きる」という長い目で見た生活設計と、「何のために一〇〇歳まで健康に生きるの？　それは〇〇をしたいからだ！」という生きる目標設定がとても重要なのです。

ダイエットが目標だと、それが達成されたらやる気が失われるのと同じように、健康になることを目標にしてしまったら、健康になるために生きている、というパラドックスの状態になってしまいます。

【ホップ】、【ステップ】では、心身の状態を整える準備ができました。

次の章の【ジャンプ】では、**自分自身の未知なる可能性**に気付いていただきたいと思います。

わかっているつもりの自分ですが、私たち一人一人の細胞レベルで、潜在意識レベルで、計り知れない素晴らしい力が開発されずに眠っているのです。

悩むのは人間にしかできませんが、同じ人間にしかできない能力でも、「人間にだけ与えられている力」に気付くことで、

「悩んでいるヒマはない！　早く私の可能性を開花させなきゃ！」とか、「私のこのエネルギーをもっと世のため人のために使いたい！」とか、悩むことから自分の新しい可能性開拓に、エネルギーのシフトチェンジしていただくヒントになるのではないかと、期待しています。

誰も人のことなんて気にしていない

実は、学歴コンプレックスがありました。

志望の大学に落ちてしまったものの、浪人する根性も無く、そのまま合格していた音楽関係の学校に進みました。

就職してバリバリ働いてはいましたが、依然として、自分の心の中では肩書も学歴も自慢できるようなものではなかったのです。

高校時代の同級生が、ちょうど留学先から帰ってきていたときに、偶然職場の近くで会いました。いいなあ、外国の大学かあ、と羨ましく思って憧れていました。

それから数年たち、幸運にもアメリカのセンテナリー大学に編入でき、音楽科パイプオルガンパフォーマンス（演奏）専攻で卒業することができたのです。

教会でのパイプオルガン演奏をきっかけに、「音楽を演奏するだけではなく、音楽の力で人を元気づけたりリラックスさせたりできるのだ」と音楽療法を知り、のめりこみました。

アメリカから帰国し、大分県で精神保健福祉センター（現大分県こころと身体の相談支援センター）の音楽療法士になったことから、音楽が精神的な疾病のある方々にどういう効能があるのだろう？　音楽が脳に与える影響は？　と知りたくなり、医学部の脳生理代謝研究室で研究させていただきました。

最終的には音楽の研究ではなくストレスに対する脳機序の研究になりましたが。

その後、内科・心療内科クリニックでストレスケアの音楽療法を始めたら、心の問題を抱えた方が多く来院されたことから、心理学を学ぶ必要性に駆られ勉強を始めました。福岡女子短期大学の音楽科音楽療法コースで学生たちを育てるのに燃えた四年間もありました！

その時々に必要なもの、興味のあるものに没頭していたら、音楽療法士、医学博士、臨床心理士、福岡女子短期大学助教授（退職）、公認心理師、医療法人ストレスケア若草深川内科クリニック副院長とたくさんの肩書を取得することができました。

よく頑張って獲得した！　と自己満足はしています。

しかし！

自分はコンプレックスを感じていたマイナスからプラスの肩書きに成り上がったぞ！　と思っているのは結局自分だけだったのです。

音楽関係の仕事をしていた頃の同僚や、高校の同級生に会っても、「あれ？　トミってアメリカ留学してたっけ？　英語できなかったでしょ？」と確認する人も、「医学博士って⁉　うそ？　医学部なんて出てないでしょ？」と訝る人も誰もいません。「これじゃあ、なるほど簡単に学歴詐欺できるはずだよね？」と妙な感心をしてしまいます。

結局、自分がいろいろひけ目に思っているようなコンプレックスでも、他人からすると、「それがどうした？」「どうでもいいし～」という程度だったということなんでしょう。

コンプレックスから抜け出して、それがよくわかりました。自分だけが気にして、誰も他の人のことなんか気にしてないんですね。
ようやく山に登ってみたら、全体的な景色が見えて、「何であんなに気にしていたんだろう?」と気付くことができたようなのです。

けれども振り返ってみると——

コンプレックスがあったおかげで、努力をする習慣の無かった私が、全くできなかった英語も必死で勉強したし（恥ずかしながら、今ではすっかり昔取った杵柄で、英語力は落ちぶれてしまっていますが）、音楽だけしかわからなかった文系の私が、理系の医学関係の脳研究に関わることができて、医療分野や科学分野の研究に首だけでも突っ込めたわけだし、最終的には、心理学というものすごく興味深い分野に現在は進むことができたのだなあ、とつくづく感じます。

アメリカで、医大で、教鞭をとった短期大学で、心理の大学院で、それぞれ一生お付き合い願いたい素晴らしい人たちと出会えたことも、私の人生の宝物です！

ヒトは他人のことにそれほど興味はありません。自分のことを気にしているのは自分だけ。

「集合写真を見るときは、誰しも必ず自分を最初に探す」という法則もありますしね！

ですから、自分の悩みや苦しみも、また他の人にとっては「人ごと」です。他人の目を気にしてクヨクヨするのも無駄だし、自分の悩みや苦しみ、痛みをわかってもらおうとしても無理というわけです。

自分のことは自分しかわからないし、それでいいのだ！

自分のことを大切に守るのも愛すのも最後まで自分だけなんだ！　という覚悟で生きれば、万が一、そういう自分を気にかけてくれる人が一人でも周囲に現れてく

れたときには、
ものすごく感激できるではないですか!?
まさに感謝感激アメアラレ。ありがたい!

自分が死ぬときに、(ああ、良い人生だった)と自分自身に満足できて、
自分の人生に関わってくれたすべての人に感謝の念が湧く、
それは何てステキな人生なのでしょう。

JUMP 3

脳の可能性をひろげる

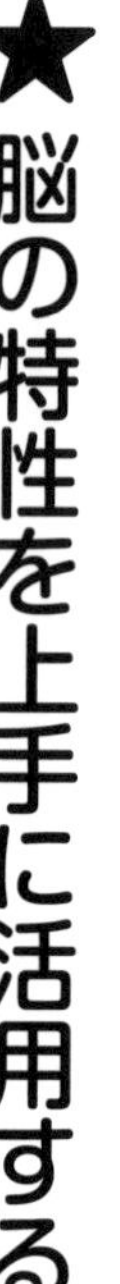

★脳の特性を上手に活用する

私が脳の研究を始めた一九九〇年代には、「脳は三〇％しか使われていない」と言われていました。

二〇〇〇年代になると、「脳はその能力を三％しか使っていない」と言われるようになりました。どのくらいを使っているのか、脳には未知の分野がまだまだ多く、はっきりとはわかりません。

私個人の交通事故の体験ですが、自分の車が衝突事故に遭った瞬間、車同士がぶつかるまでの数秒がスローモーション映像に見えました。

わずか数秒の間に膨大な量の記憶が蘇りました。
私が直進していたときに、わき道からよそ見したままの車が横入りして衝突したのですが、数秒間に、「ブレーキだけじゃだめだな」「サイドブレーキも引いた方が良いかな」「サイドブレーキを急に引くとスピンするらしい」「ハンドルをしっかり握るかな?」「横の座席に身を伏せるかな?」「女優のAは窓を開けていて、そこから車外に飛び出してしまい、結果的には無事だったらしい」とか、急な衝突に関する私の脳の知識の全てがどんどん引き出される体験でした。

数年後、ある脳神経学会の講演で、「『火事場の馬鹿力』とか『ベースボールプレーヤーの絶頂期に、〃球が止まって見えて〃どんな球でもヒットする』など、脳を一〇〇%フル活用する瞬間は、一般人でもオリンピック選手のような能力を発揮できるはずだ。ただし、その際の脳の消耗は著しく、あまりに速く回転し過ぎたタイヤのようにすぐに焼き切れてしまうだろう」という話を聞き、「あの危機的状況のときに私の脳がフル稼働したのだなあ」とスローモーションの謎が解けて納得しました。そういう体験をされた方は多くいらっしゃるようです。

ほかにも、私が行った研究実験は、脳の視床下部から放出される甲状腺刺激ホルモン放出ホルモン（ＴＲＨ）の前駆体の遺伝子（preproTRH）配列の中で、はっきりした用途のわからない「ジャンク（ガラクタ、不要な、役に立たないという意味）」と呼んでいた部分の用途解明でした。

結論はそのジャンクと呼ばれていたその部分が、ストレス反応ホルモンを抑制する働きをしていることがわかりました。

「わあ！　脳ってすごい‼　私たちが解明できないだけで、どんな細部でも、人間のパーツに無駄はないのだなあ！」と感激しました。私の論文には大した評価も無かったことからしても、人体の不思議にはもっともっとすごい無限の可能性があるのでしょう。

無限の可能性がある脳。そして、脳にはある特徴があります。

「単純」
「信じやすい」
「思い込みが強い」

つまり、**「単純に信じて思い込む」**のです。

医学的、科学的、心理学的さまざまな実験や研究からも、その思い込みが明らかになってきています。

例えば、プラシーボ効果。「イワシの頭も信心から」という効果で、信じていると身体にも効果が実際に現れるというものです。他にも「錯覚」のように、脳の認知機能が誤作動を起こすこともあります。

「単純に信じて思い込む」という特性をうまく活用できれば、脳の持つ無限の可能性をもっと広げることができそうです。

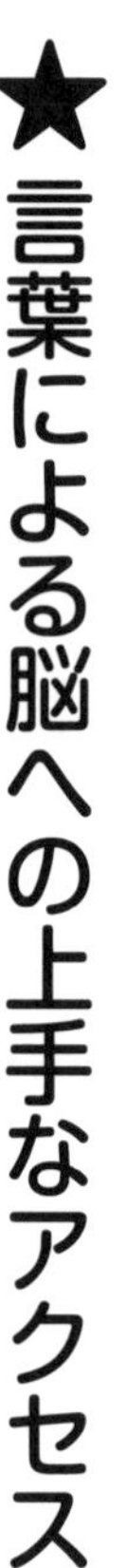

★言葉による脳への上手なアクセス法

「自分の発した言葉を最初に近くで聞くのは自分」だと言われます。

また、○○したい、○○が欲しいという目標設定に比べて、××したくない、××になってほしくないという目標設定が、学業や身体的健康に対して不適応的な影響を及ぼすことが明らかになっています。

脳は「単純」なのが特徴ですから、「きれい～」「お肌ツヤツヤ～」「元気で楽しい」というようなダイレクトメッセージが良いのです。

「年取りたくないわあ～、シミやしわが無くなると良いのだけど～」

と願ってしまうと、脳に深く残るキーワードが「年取る、シミ、しわ」になってしまいますよ。

「これが願望。理想。夢。希望」ということを、簡単明瞭な言葉にして口にすることが、最善だということです。

「メリハリボディの私！」

「元気に動けて幸せ！」

「気分は最高！」

さらに頭痛のときにそんなこと、とても言えないわ、というのなら、今日は頭痛がしないというときに

「頭がすっきりして気持ちいい！」

「気分が良いわ～」

と言ってみてください。よくわかっている上級者になると、

頭痛の真っ最中こそ、

「ああ、頭がすっきりして、本当に気分がいい〜」

と治ったつもりで話します。

良い状況、望む状態にいかにもなってしまったように脳にインプットするのです。

★脳のつじつま合わせを活用して良いほうへ誘導する

脳は思い込みが激しい上に、口に出したことにつじつまを合わせようとするし、細胞はそうなっているのならば……と一斉に意思を持って活動を開始しますので、自分自身の身体を良いほうに誘導することができるのです。

実験で、「シャキッ！」と言って背筋を伸ばし姿勢をピンとします。
「だらぁ〜〜」と言いながら、身体中の力をへなへな〜っと抜きます。
この言葉を発しながらシャキッとしたり、だら〜っとしたりの動作は簡単にできるのですが、言葉を入れ替えてやってみようとすると、途端に行動ができにくくなります。

「言葉自体」の思い込みがあるからなのです。

日本古来の「言霊」（ことだま）という思想もあります。

言葉に宿っている不思議な力のことで、発した言葉どおりの結果を現す力があるとされています。

良い言葉にはパワーがあるのです。

ですから、自分でできる唯一のことをまずは実行してください。

「良い言葉を発する」ことです。

もちろん他人だけでなく、自分にかける言葉、自分のことを話すときにも、「マイナスの言葉」を使わないようにしましょう。

先ほどの「脳のつじつま合わせ」が発動しますので、「あの人がキライ」と何気なく言ってしまうと、その人の嫌いな情報ばかりを集めて「嫌いな状態」を確定してしまいますし、「この仕事が向かない〜」と愚痴ってしまうと、脳が「仕事が自分に向かない」を裏付けるエピソードや補足情報をどんどんインプットしてきて、後戻りできなくなります。

ペローの『宝石姫』という童話があります。心優しい娘が汚い老婆に身を変えた魔法つかいに、優しい言葉をかけて親切にしますと、魔法によって、心優しい娘が話すたびに口から宝石や花が飛び出すようになり、それをまねした常日頃から意地悪で悪態をつく姉娘が話すと、口からは毛虫や毒虫が飛び出すようになります。

マザー・テレサの言葉で、

「思考が言葉になり、言葉が行動になり、それが習慣、性格、運命になっていく」

という名言があります。言葉には思考が現れます。その言葉がひいては自分の運命をも創っていく、それは実際多くの方々の人生の変化を見ていて確認できる事実です。

思考に気をつけなさい、それはいつか言葉になるから。
言葉に気をつけなさい、それはいつか行動になるから。
行動に気をつけなさい、それはいつか習慣になるから。
習慣に気をつけなさい、それはいつか性格になるから。
性格に気をつけなさい、それはいつか運命になるから。
（マザー・テレサ）

自分の口から発するのは、気持ちの良い言葉・いい言葉だけ。
そう、口からはいつもお花と宝石が飛び出してくるように！　です。

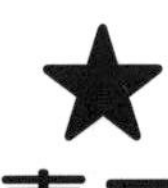

「感謝します」「ありがとう」を素直に口に出そう

また言霊の中でも特に使っていただきたい言葉があります。

「感謝します」と「ありがとう」です。

心優しくて人の親切を敏感に感じ取ることができる人が、人からいろいろな恩恵を授かったときに二通りのタイプに分かれます。

素直な幸せタイプは、素直にそのまま「ありがとうございます」「感謝します」「嬉しいです」と感じます。

そして素直にそのまま言葉にします。

もう一つは遠慮して忖度（そんたく）して損するタイプで、

「こんなにしていただいてきっと大変だったに違いない」という相手への配慮や忖度（そんたく）（相手のことをおもんばかること）が常に先に立ってしまい、

「こんなにしていただいて申し訳ないです」

「お時間や労力をつかわせてしまってすみません」

など、気遣いや親切に対し、「申し訳ない」と反応してしまう人。

多分、そういうタイプの人は、相手に対する配慮や気遣いが大きいのでしょう。

素直に自分の湧き上がる気持ちを感じるよりも、相手をねぎらう習慣がついているのかもしれません。もしくはそれが大人の礼儀だと頭で考えているのかも。

けれども！　自分が「申し訳ない」と言葉にするメリットは何もありません。

どちらかというと負のパワーの言葉です。「申し訳ありません」と少し丁寧に言うと謝罪の言葉になりますね？

この思考回路の人は、自分が病気にかかってしまうリスクがとても高くなります。

相手も、そんな心の負担をかけようとは思っていません。

見返りを求めているわけではなく、ただ喜んでもらおうと思っているのに、「すみません」「申し訳ないです」と相手に言われたら、何だかテンションが下がります。それよりも、「ありがとう」「感謝してます〜」と言われた方が嬉しいですよね。

「申し訳ない」の部分を

「感謝します」「ありがとうございます」

の気持ちに切り替えてください。

「いろいろしていただいて、もう感謝の気持ちでいっぱいです」

「こんなにしてもらって、本当にありがたいわぁ」

受けた恩が同じでも、こちらの気持ちや捉え方が一八〇度変わりますね。

「感謝します」「ありがとう」はとてもパワフルな良い響きがあります。そう思われてイヤがる相手はいないことでしょう。自他ともに気持ちがアップする言葉です。

はじめは言葉だけ替えるのでも構いません。言葉が行動に、習慣に、そして運命になりますから！

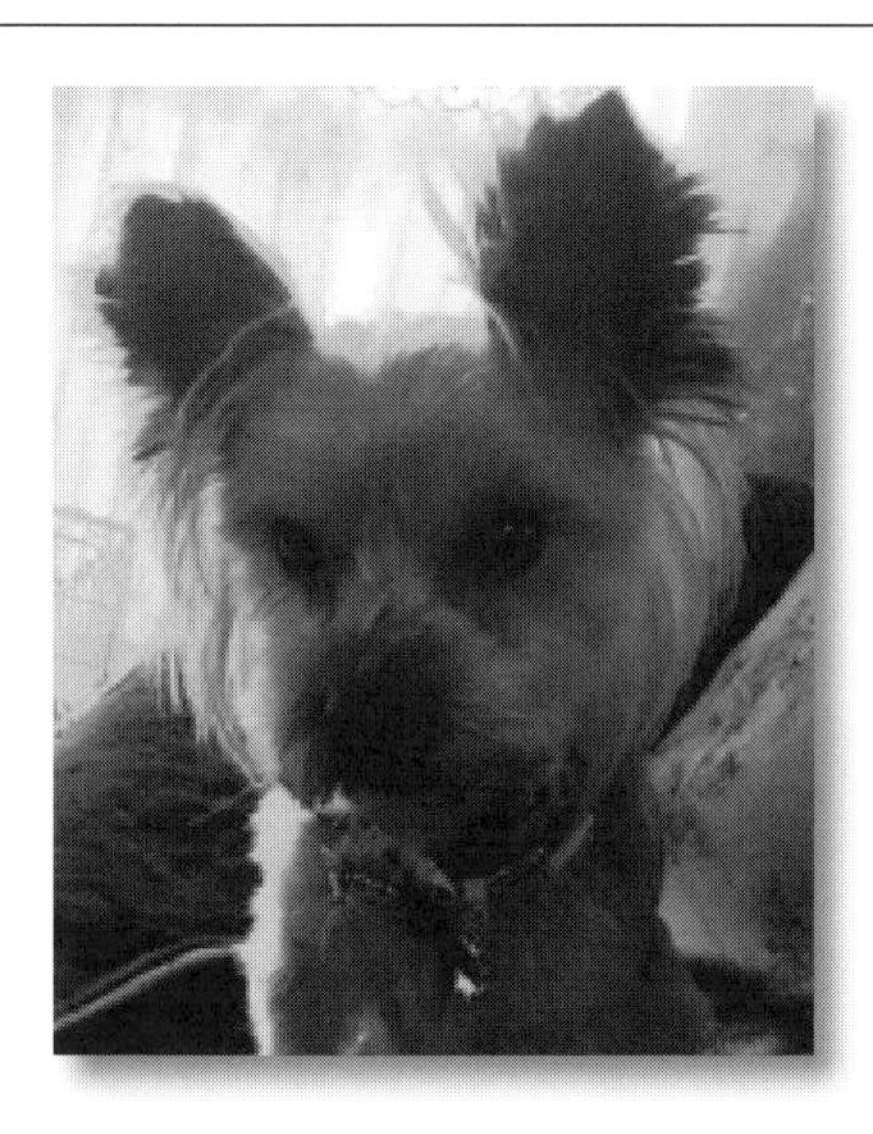

こうちゃん

三年前、うちに来てくれたこうちゃんです。
ネグレクトを受けていて、保護されたワンちゃんです。

初めてこうちゃんの顔を見た瞬間に、「キツネ顔の犬だな～」と思ったのを今でもよく覚えています。
私の顔はタヌキ顔なので、「よく犬は飼い主に顔が似るっていうけど、このワンちゃんは私に似てると言われることは

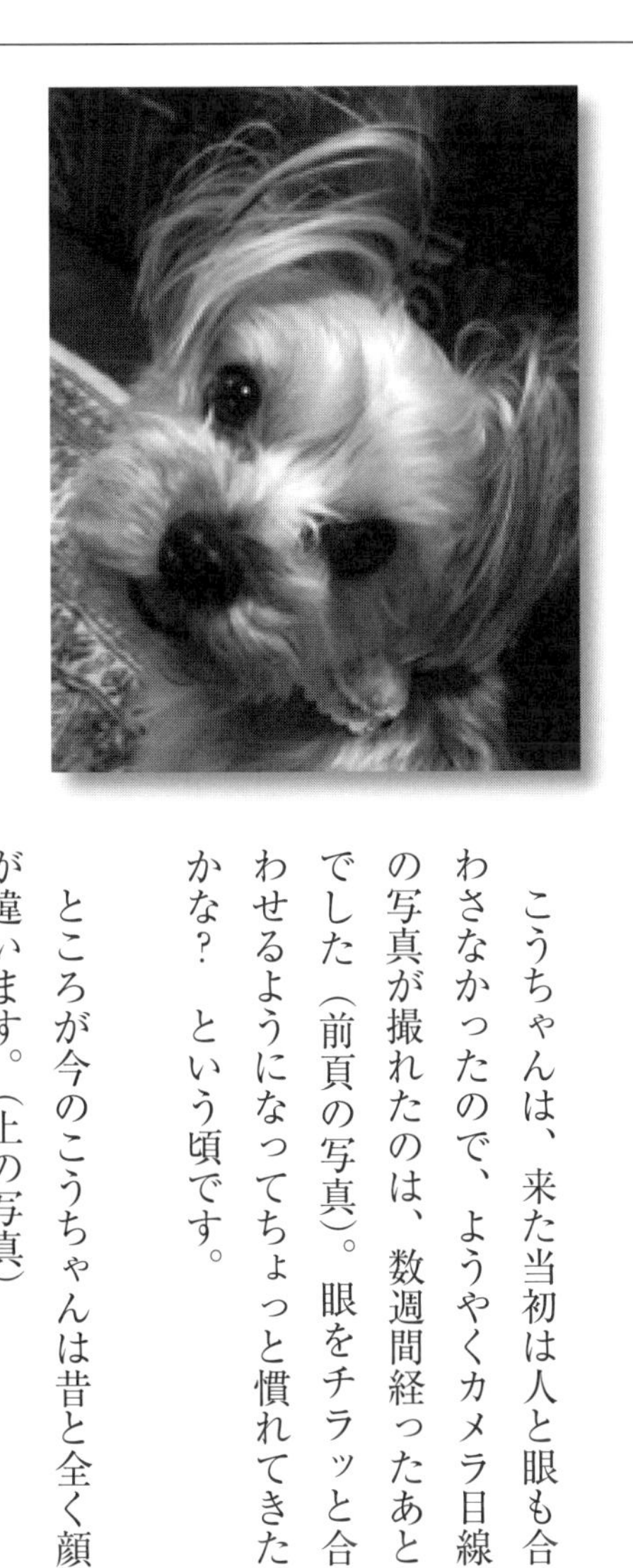

ないんだろうなあ」とちょっと寂しく感じました。

こうちゃんは、来た当初は人と眼も合わさなかったので、ようやくカメラ目線の写真が撮れたのは、数週間経ったあとでした（前頁の写真）。眼をチラッと合わせるようになってちょっと慣れてきたかな？　という頃です。

ところが今のこうちゃんは昔と全く顔が違います。（上の写真）

眼は真ん丸だし、ちょっとのリクエストでも、ジーッと目で訴えてくる甘えん坊です。

周囲からも「顔が変わった、全然違う」とよくお声をかけていただきます。

辛いことや緊張が長く続くとワンちゃんでも、キツイ顔つきになるのだなあ、と思います。

リラックスして好き勝手なことをしている今のこうちゃんの顔は、いつも目がまんまるで笑っているようで、それを見る私もついつい幸せな気分になれるのです♡

しあわせが顔に出るような良い顔でいたいなあ――と、こうちゃんを見る度に思います。

来てくれてありがとう、こうちゃん♡

★右脳活性化のイメージトレーニング

右脳は直観脳と呼ばれます。それに対して言語に関する領野が多いことからも、**左脳は「論理脳」「理性脳」**などと称されます。

脳梁（のうりょう）で、右脳と左脳はつながっていますので、通常は協力し合って補い合うのです。

右脳は様々な才能やインスピレーションにあふれていて、身体脳とも情動脳ともやり取りができるのですが、それを伝える術がありません。

右脳の持っている情報をそのまま理解できたら、かなりのパワーアップができる

〈脳梁を離断した「分割脳」の実験〉

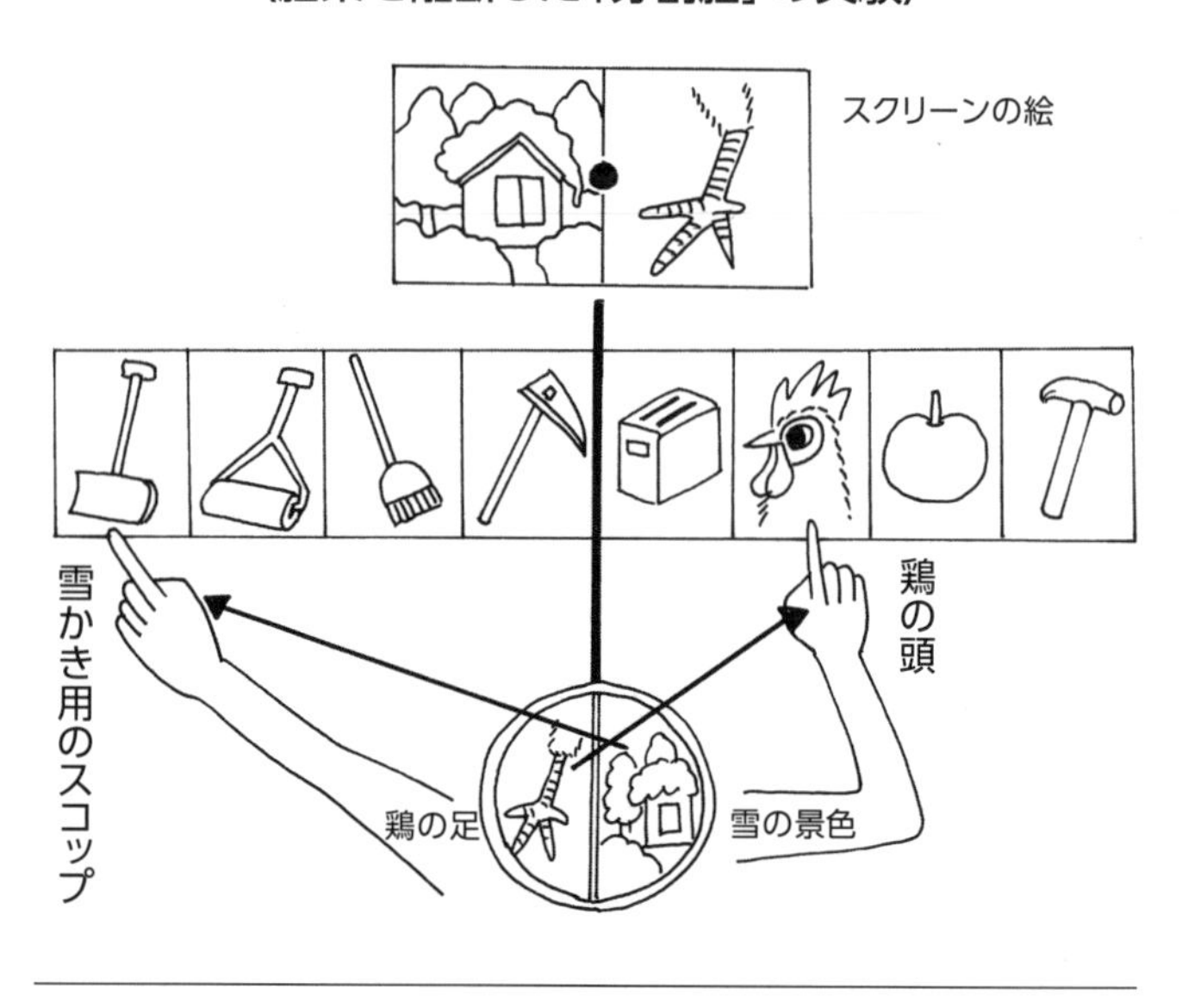

〈大脳の構造と機能〉

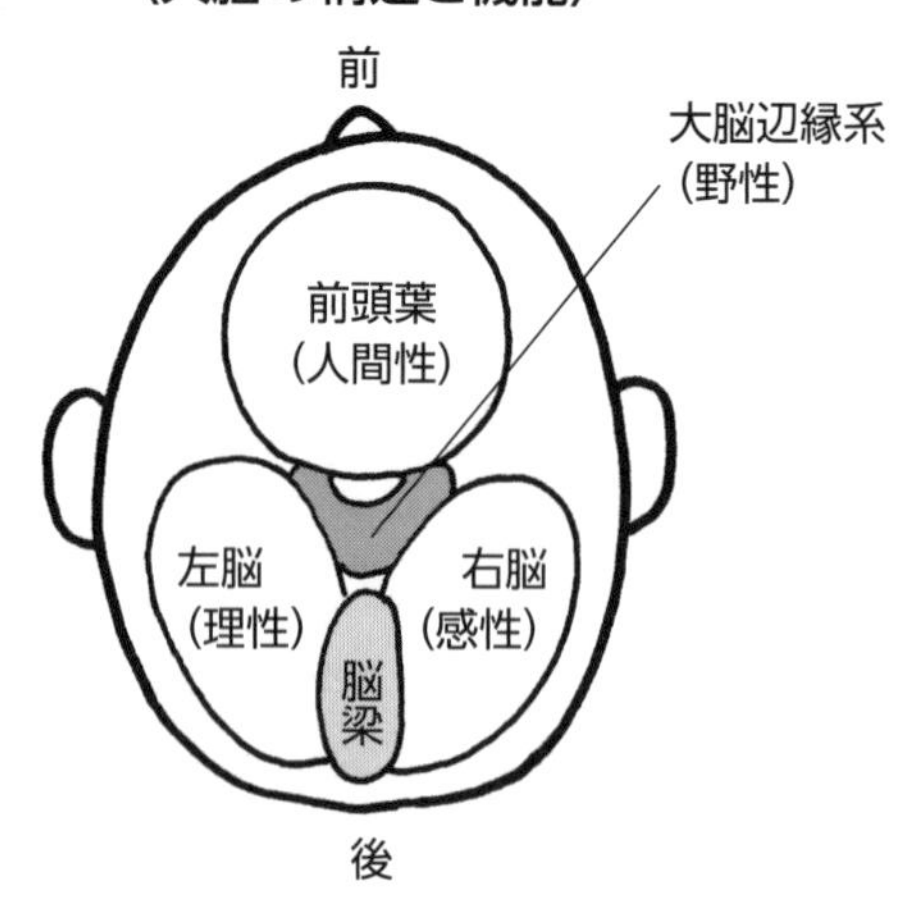

と思います。

とても興味深い実験があります。

脳梁を損傷してしまって、右脳左脳の連携が全くないケースでの実験です。

スクリーンの絵を見て、それと関連した絵を選ぶという実験です。

右目だけでニワトリの足を見て、右手でニワトリの頭を選びます。どうして？と聞くと、「ニワトリの足だから、ニワトリの頭を選びました」と言葉で答えます。身体の右半身の情報は左脳に届きますので、左脳の働きです（注：視覚はちょっと複雑なのですが）。

左目だけで雪の景色をスクリーンで見て、雪かきに必要なスコップを左手で選びました。

どうして？　と聞きましたが、右脳は説明する言葉をもちません。

そこで左脳が勝手にしゃしゃり出てつじつまを合わせようとします。

それで、「私はニワトリを見たのでニワトリ小屋の掃除をしないといけないからです」と答えました。

右脳は情報を得て、正しい判断ができるのですが、私たちが認知するときには、左脳の検問やフィルターを通っていて、おしゃべりな左脳に勝手に通訳されていることもあるのです。

右脳は、「人間脳、理性脳」の以前から存在していた**「身体脳（はちゅう類脳）」や「情動脳（ほ乳類脳）」ともコミュニケーションできる**のです。

私たちが、第六感や霊感、インスピレーション、直観など、（なぜかわからないけど感じた！）というものには、右脳が何らかの関連をしているのではないかと思います。

そして、後になってみると、（あ～、あのときそんな感じがしたんだよな～。その通りにしておけば良かった～）ということがかなり多いのです。

★オリンピック選手たちが活用するイメージトレーニング

最初にイメージトレーニングを取り入れて有名になったのは、スポーツの世界でした。水泳のトレーニングで、あと○・五秒のタイムをどうしても縮められない、というときに、いったん泳ぐのをやめ、実際自分が泳いでいる所をイメージしてもらいます。

選手ですから、後ろで実際のビデオを映写しながら手を動かして泳いでいるイメージをジェスチャーでしてもらうと、そのビデオとまさに同時になります。

もしも多少ずれていたら、イメージと映像の動きがピッタリに重なるまでイメージトレーニングします。

そうなってから、今度は、イメージの中で、〇・五秒速く泳ぐシーンを描くのです。

さあ、その後実際に泳いでみると、なんとどうしても超えられなかった〇・五秒の壁を易々と超えられるのです。

脳が「できるんだ」と思い込んだものはできるのです。

実際に、スポーツの世界では、一人の選手が記録の壁を塗り替えると、一瞬にして全世界にその壁を超える選手が続出することがありますね。まさに脳が「思い込みの限界」から解放された瞬間なのでしょう。

ですからスポーツの世界では、上手にイメージや言葉の思い込みを使っている方が多く、表彰台に上がっている自分をイメージしていたので、その通りになりました！　とインタビューで語る人も多いです。

ここで注意しないといけないのは、漠然と「泳げたらいいな～」と「泳げる、泳げる、私は泳げる」と自己暗示をかけて、水に飛び込んでも、おぼれてしまうということです。

イメージは、先の選手のイメージのように、脳が本当に〇・五秒短縮して泳いでしまった！　と思いこんでしまうくらいに「脳が騙されるほどのリアリティ」が必要不可欠です。

★音楽の不思議パワー

音楽はイメージと結びついています。「この音楽を聴くと〇〇を思い出す」という記憶は多いものです。

大分県に移住してすぐに、音楽療法の講演で『ペルシャの市場にて』の音楽を流したことがあります。そうすると聴衆がクスクス笑うのです。

そのときはわからなかったのですが、大分で唯一のデパートの「五時の市」で必ず流れる音楽だったのです。

おそらくこの曲に慣れ親しんだ地元っ子は、どこの土地へ移り住んでも、『ペルシャの市場にて』の曲を聴く度に五時の市を思い出すことでしょう。

「若いとき熱中したドラマの主題歌」「恋人とドライブするときにかけていたシンガーの歌声」、さまざまな想い出の曲があることでしょう。

その音楽を聴きながら、もう一度思い出を再現するようにイメージしてみるのです。

一緒に感情が引き起こされますので、楽しい思い出、懐かしい思い出のある音楽が良いでしょう。

胸がキュンと切なくなるような恋愛の思い出や、好きだった映画やドラマのラブストーリーのテーマソングなども快感ホルモンが放出されますのでお薦めです。

このときの注意点は、この曲はモーツァルトの○○という曲だ。何年作曲だったかな？　などと考えて左脳の情報を入れながら聴かないことです。

音楽家には音楽療法が効きにくい、と言われていますが、音楽家は、音楽の知識が豊富で、つい知識が邪魔をしてしまったり、自分がその曲の演奏経験があったりすると、「次のメロディーはこうでああで……」と、つい色々考えてしまい、音楽そのものに浸れないことが多いからのようです。

音をただ楽しむ。ただ、音楽の心地よさ・気持ちよさに身を任せて漂う感じです。

もともと音楽は、人間が選びに選んだ「心地よい音」の集合体です。

ピタゴラス（紀元前五八二〜四九六年）が、鍛冶屋の近くでハンマーの音を聞いていて、ハンマーの音が心地よい調和のときと、そうでないときがあるのに気づいたのがきっかけでした。

心地よく調和するハーモニーを探して音律（調和平均）を作りました。それで生み出されたのが、

●ドと上のド（完全八度）の振動数比が一対二

●完全五度（ドとソ）が二対三、完全四度（ドとファ）が三対四という音の整数比の音律です。世界中のほとんどの民族音楽がこの音律内の五音階でできています。

●その後三度音程を調整して、ドとミ（長三）、レとファ（短三）が五対六になるよう調整して純正律が生み出されました。

●ドミソの和音が四対五対六の響きで、その他の和音（ファラド、ソシレ）もとてもきれいな響きになります。

無限にある音の中から、こんなにきれいに正数比になる音を選び抜いて音の階段ができたなんて、驚きだと思いませんか？

風土、天候、飲食物や生活習慣も異なる地球上で、心地よいと感じる音が、地球上の人々に共通していたのです。

本当に不思議でたまりません。

★ちょっと興味を向けるだけで巷には音楽が溢れかえっている

ちなみに、アメリカで音楽史の時間に聞いたのですが、アメリカで子供たちがからかうときに、**ナナナナナ～ナ（付点八分音符）：（ソッソミ～ラソ～ミ～）**と歌うのですが、世界中にこの三音を使った童謡やわらべうたがあるそうです。日本には無いか？　と聞かれてすぐに思い出せなかったのですが、幼児がお互いに遊ぼうと声をかける、「○○ちゃん、あそびましょ」というフレーズにもそういう音程が付いていますし、唱歌の「どこかで春が」の冒頭、最初の一小節目の「ど〜こ〜かでは〜る〜が」の部分がまず、世界共通の三音で始まっています。即答できなかったのが残念です。

●プリミティブ（原始的）に、この三音が音楽の始まりだろうと言われています。発声に抑揚をつけ、高さの違う音を加味しているうちに、心地よいと思う響きがメロディーになっていったのでしょう。

原始的な音程の感覚は世界共通だったのです。ユングのいう「集合的無意識」で、人類共通の潜在意識なのかもしれません。

●このようにきれいな音の周波数の整数比率をもつ純正律の響きですが、その後音楽が世界共通で広まり、複雑性が増してくる上で、平均律での音階が鍵盤楽器を中心に広がりました。

●また、音律が、音の周波数の比率だったので、一八世紀頃は、基本のA（ラ）の音が三七〇～五六〇Hzの幅があったようですが、それも共通になり国際標準ピッチが四四〇Hzになりました。

●時代に応じて好みの感覚も少しずつ変化するようで、現代のコンサートなどでは四四二Hz～四四八Hzのことが多いようです。

音楽の世界も頭脳の合理性が加わって変化していくのですね。

こういう不思議パワーの音楽が、古今東西、星の数ほどあるのですから、自分の好きなメロディーやハーモニーなど、自分の感性に合う音楽を積極的に探究してみてはいかがでしょう？

ちょっと興味を向けるだけで、巷には音楽が溢れかえっています。もしかしたら、自分が毛嫌いしているようなジャンルの音楽に、新しい発見があるかもしれません。

私たち一人一人の人生、この先どうなるのか誰にもわかりません。生病老死について、心配したり不安になったりしない人はいないでしょう。けれども死ぬまで心配と不安で生き続けることほど馬鹿げた話もないものだと、私たちは皆よくわかっています。

「将来を心配したり過去を後悔したり」は、人間にしかできないことではありますが、あまり建設的とはいえません。

人間にしかできないもっとクリエイティブなこと、「人類の創造の産物である、アート（芸術）を楽しんだり、五感の感性を豊かにしたり、自分の中のイメージを積極的に活用したり」という特典をもっと使いこなして、人生をもっと豊かに彩りたいものです。

身体へのセルフ音楽療法のすすめ

こんなにさまざまな不思議なパワーのある音楽ですから、いにしえの昔から音楽は呪術や治療に使われてきました。

近年では音楽を活用する心と体の健康法のことを音楽療法といいます。

●楽器を演奏したり声を出したりする「能動的音楽療法」

●音や音楽を聴いたり振動を感じる「受動的音楽療法」

があり、乳幼児から認知症の高齢者まで、広い領域で活躍しています。

ここでは、自分のために音楽を活用する「**セルフ音楽療法**」をご紹介します。

●音の三要素：高さ、大きさ、音色
●音楽の三要素：メロディー、ハーモニー、リズム

音楽は人間のイマジネーションや想像力、さまざまな感性の創造物です。

ですから人間以外の動物にとって、音楽は「音」刺激であり危険の警告「音」です。ラットを使って音楽の実験をしましたが惨憺たるものでした。聞きなれない音楽では、「あれ？ なんかおかしいぞ」と警戒するので、食事量が激減して緊張によるストレス反応が起きます。

しばらくして何事も起こらないことがわかると、今度は完全無視の状況になります。つまり、音は危険かそうでないかの二者選択なのです。

人間にも聴覚に、この原始からのリスク対策機能はあります。

耳は二四時間片時も休まず働く神経なので、睡眠中にも聞き耳を立てて警戒して

います。

耳慣れた音であれば、「ああ、扇風機の音だから心配ないな」とそのまま寝入ることもできますし、そのまま無視して睡眠がとれます。けれども何かいつもと違う物音がするとガバッと飛び起きてしまいます。一晩中見張り（聞張り？）をしてくれているのですね。

ちなみに、胎児はお腹の中でも外部からの音を聞いているようですし、「ご臨終です」と言われ心臓が停止した後にも、聴覚が機能しているそうです。人間の五感の中では生涯で一番長く働いてくれているのですね。

「身体の機能」に着目すると、音楽の効用は

①音楽のマスキング効果
②聴覚のカクテルパーティ効果
③「同質の原理」

の三つになります。

①は、イヤな周囲の音や雰囲気から気を逸らしたり紛らすために、それをマスキング（マスクをするように覆う）するように好きな音楽や気分の変わる音楽を聴きます。

②はザワザワ騒がしい中でも、自分を呼ぶ声や気になる会話を選び取って聴き取れるという聴覚の特徴です。

これらを生かして、リラックスできるお店というのは、ほど良い音量でだいたい同じジャンルの音楽を流しているものです。

そのお店のムードやカラーに合っていて雰囲気がいつも一定なので、その空間に足を踏み入れると**馴染みの安心感**が生まれます。

好きな音楽に意識が向き**リラックス**しますので、歯科医院の治療中に音楽をかけたり、産婦人科の陣痛・出産時に好きな音楽を持参して聴いて**痛みや不安を和らげる効果**も報告されています。

③の「同質の原理」（アルトシューラー）は音楽療法では、人が音楽のテンポやリズム、ムードに知らず知らずに合わせてしまう特徴があることを活用します。

「ついつい音楽にノッて身体が動いちゃう」というものです。

動作の速度を一定に保ち、その動作を持続させたいときに効果的です。

二回三回繰り返すのがきつい動作でも、音楽に合わせて動いていると、ついリズムに乗ってきて持続時間が長くなります。

入院中の**リハビリテーション**の実験で、「リハビリがきつい」と思ったグループに比べ、音楽を使って「リハビリは楽しい」と感じたグループは、退院してからも自発的に家でリハビリを行う時間や回数が増えていたそうです。

音楽に合わせると、キツイ単純運動が「楽しい」という認識になり、反復していても飽きない。ついつい音楽に気を取られて長く動き続けてしまう。そういうメリットがあります。

　また、テンポをより速くしたりダンス系の音楽にすることで、通常の動作以上に**活発な動きを誘導することができます。**

★感情や気分コントロールのためのセルフ音楽療法

「同質の原理」を、今度は身体の機能ではなく、気分の同質に応用します。**音の三要素は「高さ、大きさ、音色」です。この要素はカウンセリング現場でも活かせます。**

　クライアントが興奮して大きく高い声でヒステリック（音色はキンキン）に叫んでいるときには、こちらもまずいったん同調してから、徐々にゆっくりと静かなトーンで声を出すと、それに応じて相手の方も自然にそうなってきます。

精神的な落ち込みで、低い暗い小さな声でポツリポツリと話す方には、同じような声質と話し方に合わせます。

しばらく同調してから、少しずつ声のトーンを明るくしてテンポアップしていくのです。

皆さんにもきっとそういう体験があると思います。

例えば、とても深刻な悩みをボソッと打ち明けられたときなどは、自分も声をひそめて「そうなの……そんなことがあったんだ……」と応じたりしていることでしょう。

ここでいきなり明るい元気な声で「ほらほら元気出してよー！」などと大声を出そうものなら、相手の方は（ああ、この人にはわかってもらえないな）と口を閉ざしてしまうことでしょう。

基本は、「同調してから望む方向への変容」なのです。

失恋したときには、ラブラブの歌は聞きたくないものです。歌詞はもちろん、リズムやテンポ、声にまでイライラするかもしれません。気分に合わないのです。

落ち込んで絶望の淵にいるときには、そういう自分でも受け入れられるような音楽を選んでいます。

私が最悪に落ち込んだときには、ラフマニノフの「ピアノ協奏曲第二番」を聴きます。ラフマニノフが自信満々で披露した「ピアノ協奏曲第一番」が大不評で酷評されて、うつ状態になり精神医にかかったときの作品です。

作曲者の絶望感や暗澹たる気持ちが込められているので、同調してしまうのでしょう。音楽で気持ちが浄化されます。

少し気分が落ち着いて来たら、少しずつ自分を元気にしてくれ、励ましてくれるような音楽を自然に聞くことができるようになります。

身体機能も変化します。音楽につられて心拍数が高くなったり落ち着いたりします。

気分を盛り上げたいときは、アップテンポで明るい音色、ハーモニーやメロディーも音の幅や動きが大きく刺激的なムードの音楽を選択します。

気持ちを鎮めたり落ち着かせたりしたいときには、穏やかなモデラートやラルゴ等のゆっくりしたテンポで、あまり高低差の無いメロディーや心地よいハーモニー、低音、音色など様々な要素を考慮して選択することもできます。

身体への音楽の効果＝テンポにノッて身体の動作を速くしたり遅くしたり。リズムにノッて身体の動作を激しくしたり緩やかにしたり。音楽の楽しさでついつい持続性が高まる。心拍数や血圧など身体への影響も大きい。

感情への音楽の効果＝気持ちや気分と同質になったり変容させたり、自分の気持ちに同調する音楽から、期待する気分の音楽を選択することで自然になりたい状態へ。精神的な効果が大きい。元気回復効果やリラックス効果も期待できる。

★感動は至高体験

音楽療法は、音楽のいろいろな特性を私たちの健康に活かす、ということが前提になっています。

けれども、多くの方々に影響を及ぼす音楽の神髄は、やはり音楽そのものの持つ高い音楽性だと感じています。

音楽そのものの芸術性に感動する感性が人にはあります。音楽を聴いて感動に打ち震える、涙が自然に溢れる、などの経験がある方も多いことでしょう。

物理的な快感ではありません。心が揺さぶられて内側からこみ上げる感情を享受することは、まさに人の至高体験だといえるでしょう。

もちろん音楽だけに限りません。

以前、旅行中に歩きすぎて膝関節を痛めたことがありました。赤く腫れあがってしまい、足を引きずって歩かないといけないくらいズキンズキンと痛みました。予約していた劇を楽しみにしていたので、湿布をして痛み止めの服薬をして何とか会場にたどり着きましたが、腫れは引かず痛みを抱えたまま観劇しました。

そのパフォーマンスに私は大感激！　その素晴らしさに感動してうっとり時を忘れて、ついでに痛みも全く忘れてしまいました。

あれ？　と思って膝を確認しましたら、やはりはっきり赤く腫れています。ひざの炎症は変わらないのですが、ズキンズキンという痛みを感じないのです。快感物質のエンドルフィンはモルヒネと同じ痛み止め効果を持つ、ということをしっかりと体感した出来事でした。

感動や快感は痛みや苦しみに打ち勝つのですね！

芸術（アート）に、私たちは感動します。人間の生み出した素晴らしい芸術。音楽、絵画・彫刻などの美術、劇、舞踊、映画、文学、文芸などから、陶芸、工芸、建築にいたるまで、人間の生み出した芸術には、まさに

「天から降りてきた」「天上の作品」「神がかった……」などと称されるものも多く、その世界に浸るだけで、私たちの感性が、更に高みへとつながっていくような不思議な感動を覚えます。

米航空宇宙局（ＮＡＳＡ）が地球外生命体に聞かせる目的で「ボイジャー」に音

楽が積み込まれており、「黄金のレコード（第一弾）」にはベートーベン、モーツァルト、チャック・ベリー等の音楽が録音されており、その他の芸術作品も備わっているそうです。

音楽を始め芸術は、やはり人間の文化・文明の象徴なんですね。

宇宙にいる地球外生命体E.Tが、地球の芸術に感動してくれると嬉しいですが……。

気持ちが高揚する、心が弾む、日々の暮らしの中で、音楽やその他ささいなことにも感動する機会をどんどん増やしていきましょう。

体がしっかり整っていればメンタルも安定するということを実感できています。

足立典子さん　六一歳

四〇代半ばの頃、職場で隣の席の人から、「背中が丸まって、『典子おばあちゃんの縁側日記』みたいになっているよ」と言われたのが、自律神経回復センターココリズムに通ったきっかけでした。

大学で馬術をしていたこともあり、裁判所の書記官をしている頃は、後ろの裁判官にも「いつも姿勢がいいですね」とたびたび褒められていました。「姿勢が良いから見ていて気持ちがいいね」と皆から言われていたくらいです。

仕事が多忙になり、仕事のストレス、人間関係のストレスから徐々に身体が縮こまってきていました。

「元気が無いね。何かあったの？」とか周囲の人から尋ねられるようになり、自分でも気力がわかない、元気が出ない、おかしい、と思っていた頃に冒頭のショックな一言でした。

日々の仕事や生活を何とかこなすためにサプリメントを大量に買ったりしていましたが、ココリズムで自分の身体を大切にすることを教えてもらい、自分で自分の心や体を大切にしないといけないんだなあ、とようやく気付きました。


疲れていても体を活性化しようと考えたり、自律神経に良いことを生活に取り入れたりしていると、背筋もシャキッとしてきて少し気力も湧いてきました。

何かもっと体に良いことをしようと思っていた頃に出会った太極拳が、退職後の私のライフワークになるなんて!!

今では太極拳の教室が五クラスあり、土曜日曜は研修会や運営の仕事。呼吸法を五分するのもきつかった私が、最近は五時間の講習会も大丈夫な体力がついていきます。


悩んでいても、悩んでいるときほど体を動かす。

心がモヤモヤしてやる気が起きなくても動いてみる。

まだまだ人間関係の怒りのコントロールなどが難しいときもありますが、呼吸を整え、体をほどよく動かせば、気分がスッキリして前向きな希望が心の中に広がってきます。

体がしっかり整っていれば、メンタルも安定するということを少しずつ実感できています。

自分の気持ちや身体を大切にすることが一番なんだとわかりました。

なでしこさん　六〇歳代

本当に可愛らしいお顔立ちで、お人柄がにじみ出るような優しい笑顔の方です。とても明るいムードですが、実はいろいろな辛いことがありました。


家にジーッとしているとマイナスのイメージしか湧いてこないもんですよね〜。身体を動かすと気分が変わる、ということを学んだので、肩が丸まってしまうこの寒い時期には、なるべくストレッチして身体を伸ばしたり、肩と首を動かしたりしてます。

主人もいつも丸まっているし、マイナス思考。見ていて反面教師にしています。

「外に出て散歩して、身体を動かしたら？」と声かけしています。

「ため息ばかりつくと幸せが逃げて行くってよ」って。

でも自分で動くことはしないで、整体にばかり行ってます。

ガチガチな身体はそれでほぐれても、身体を自分で動かさないと自分の凝り固まった考えから解放されないような気がします。

先生の「自律神経回復センターココリズム」に通い始めた頃が一番悪かったんです。

それまでずっと車イスのおばあちゃん（姑）を朝から晩まで世話していたんです。夜中はおばあちゃんのベッドの隣に布団を敷いて寝ました。トイレに連れて行って、寝たかと思ったらまたすぐに起こされて、それがしょっちゅうで睡眠不足になり神経が参ってしまいました。

日光が眩しくて、目が開けられなくなって、さらに光に過敏になって、外食に行っても店内でサングラスをしないといけないほどでした。ストレス性でした。涙がどこでもパラパラ出て、結局一〇キロやせて鬱になってしまいました。もともと実の母親がうちでずっとおじいちゃんおばあちゃんを看ていたので、舅姑を看るのが当たり前だと思って頑張ったんですが。

おばあちゃんは暴言がひどくて皆には私の悪口を言っていたので、夫の兄弟からは、「まだ足りない」と言われ続けました。

夫は仕事をしていたので、夜中は私が全部看ていましたが、私が倒れて、夫が夜中に同じ部屋で寝るようになって初めて、大変な状況を理解してくれました。


自分の身体を大事にしましょうとココリズムで教えてもらい、まずは自律神経を整えないと、と思い、自分の時間を作るようになりました。

介護を一人で抱え込んでいる人に言ってあげたい。

誰も助けてくれないし、皆にはわからない。

「介護から離れて自分の時間を作るのは悪いことだ」と思わないで！

頑張りすぎないで！

とにかくまずは自分を大事にしてほしい。自分の代わりはどこにもいないんです。


（談）

どんなにきつくても、先生に教わって身体に良いことを続けているうちに自分への効果がハッキリわかるようになりました。

加藤　尋美さん　六〇歳代

脳の血流障害があり、脳の一部に穴が開いていて、「放射線によって細胞が抜け落ちたのでは」という診断になっているらしい。

本人は「謎の穴」と呼んで笑っているお話好きの方です。身体に力が入らなかったり痛みが激化したり、常に慢性疼痛があります。

会社勤めをしていたときに、いきなり身体に力が入らなくなり、ズルズルと椅子から崩れ落ちて、病院に運ばれてから、不調が表面化したのだそうです。

職場の方々には「自分の体調の悪さを悟られないように、悟られないように……」と心身の緊張が続いていたそうです。

「首や肩もいつも強張った状態で、身体も頭も硬かった。心身共に硬くて重くて動けない状況だった。不安神経症になり、商業施設で動けなくなったことも。

近所のスーパーでもパニックになりかけたこともありました」

退職してからは、疎外感、焦燥感、どうしようもない孤独感に陥ってしまい、「心身共に危ないな、これは何とかせねば！」と感じていたそうです。

ご自宅では、誰も引き取り手がない重症な障がいのある中型犬を二度にわたって引き取り、ものすごく深い愛情で包み込んでいる方です（我が家のこうちゃんもこの方からご紹介いただいたのです）。

体力的にも経済的にもかなりの大きな負担もかかっているはずですが、ご本人はいつも「ワンコと共依存だから！」と明るいのです。

どんなにきつくても、「身体を動かそう」と努力していることが一番かな。先生に教わって、いろいろ身体に良いことを続けているうちに、自分への効果がハッキリわかるようになったんですよ。

どんなに頭痛がひどくて体中が痛くても、身体を動かして血行が良くなると、痛みの症状が和らぐ、という「成功体験」を自分で過剰に喜ぶようにしてます。

痛みがかなり強いので始めるのが辛いのですが、「エイヤッ！」と動かした後に痛みが軽くなったら、「ほ〜ら、こんなに身体が軽くなったじゃない！　頑張った、頑張った！」と必要以上に自分をほめてます。「成功体験の刷り込み」です。

どんより沼につかっているようなダルさでも、身体を動かして血流が良くなることがどんなにいいか……。ボーッとしてるのがスッキリしてきます。

「見てごらん、私の身体！　こんなに楽になったじゃないの！」と子どもに言い聞かせるみたいに、自分の身体に声かけしてます。

毎朝、脳の血流を良くするお薬を飲んでいるんですが、あまりその効果を実感できないので……、ストレッチをして、腕も振り回して血流を自力で良くしているんです。

いつも自分の呼吸が浅かったのは自覚してました。ＭＲＩで過呼吸になったりして、もう呼吸の仕方がわからなくなっていたんです。

シンギングボウルをすることで、ゆっくり吸って同じ量をゆっくり吐く深い呼吸が自然にできるようになりました。

呼吸に合わせながら身体を動かすと、相乗効果ですね。吸って〜、吐いて〜、ふう〜ふう〜って。


自分の身体と折り合いをつけながら、自分に必要な薬やサプリはきちんと飲みながら、「おのれの身体に必要なものは何か？」と自分の身体と相談しながらやっている感じです。

「過剰に自分をほめる」自分の取り扱い方のコツを掴みました。

「不調を悟られないように〜」と思っていた頃は、やはり健康じゃない自分の身体をどこかで卑下してたんですね。

今は「ま、いっか。一生この身体とはお付き合いするんだから、楽しくやらなきゃね！」って。


（談）

「自分の身体は自分しか守れない！」ということを思い出すといい……

黒川　由紀子さん　四〇歳代

「自分の身体は自分で守ってあげないと誰も守ってくれない。自分の子供のように大事に考えよう！」を、もう八年くらい心がけています。

この間に実母が乳がんになり、義父、義弟、先日は義母が亡くなりました。どうしても自分の気持ちや健康は後回しになり、気持ちが落ち込んだりしていました。けれども、自分の身体は自分しか守れない！　ということを思い出すと、自分で深呼吸したり、悪い姿勢にならないように背筋を伸ばしたり……たったこれだけでも、他人に振り回されているだけではなく、きちんと大地にしっかり立っているような気持ちがしてきます。

今も実の両親の介護中ですが、これからも素直に心で感じることを大切にして、身体に良いことは引き続き実践していきたいと思います。自分を大切にしながら……。

気持ちの良い音楽を聴いていたら涙がボロボロ出て、感動する自分に感心しました。

白井　和子さん（仮名）　五〇歳代

一九九〇年の年末に歩いていて、交通事故に遭いました。車に当たってポ〜ンと空を飛んで頭から落ちたらしく、飛んでいる間に「鳥人間コンテストみたいに飛んでるわ〜」と自分でも思った記憶があります。

とにかく頭と身体の痛みがひどかったのですが、外傷が無かったので入院先のベッドで放置されていました。

運の悪かったことに、年末だったせいで、すぐに病院も年末年始のお休みに入ってしまったんです。

その後ものすごい頭の痛みと身体の痛みが続き、吐き気と眼が回る症状に悩まされました。横断歩道の線を見ると目が回って気持ちが悪くなるので、スクランブル交差点も渡れません。地下道をわざわざ通っていました。

結局、一六年後に「脳脊髄液減少症」とわかりました。病院の検査技師さんが「漏れてます！　漏れてます！」と興奮してました。

ようやく不調の原因がわかりましたが、ブラッドパッチなどの治療の効果もなく、お手上げ状態です。自分の痛みを誰もわかってくれず苦しかったんです。

そんな頃に深川先生主催の「自律神経回復センターココリズム」に通い始めました。痛みが強いので、家の中にいても負のスパイラルにはまり込むからです。

ストレッチなどで、心と体が解き放たれるような感じがします。

身体のどこかには常に痛みがあるので、そこに神経が行ってしまうよりも、気持ちを外に向けた方がだいぶ楽になると思いました。

最初のときには呼吸法や瞑想の最中に、痛みに集中してしまうのではないかなあ、と心配したのですが、気持ちの良い音楽を聴いていたら、なぜか涙がボロボロ出ました。

感動する自分につい感心してしまいました。

自分の身体に「ありがとう」「頑張ってるね」と声をかけてあげよう、と言われて、今までそんなことも思わず、自分の体を大事にしてなかったんだな〜と気づきました。

振動はダメなのですが、体の動かせるところを自分で動かすと、頭がスッキリして爽快感を感じます。

最近天候の変化が大きくなってきて、徐々に痛みの悪化を感じていますが、なるべく意識を外に向けたりしようと心がけています。

春だからお花見に公園に行ってみよう、とかちょっと遠くまで歩いて買い物に行ったりして、「心も体も開放してあげよう」というのが、おかげさまで私に根付いた良い心がけの習慣になっています。

「心と身体と頭のバランスを整える」ココリズムでここまで復活しました。

御手洗　聖司さん　六一歳

会社内の異動と人間関係で精神的にかなり落ち込んだ時期がありました。結局半年休職せざるを得ませんでした。

今では健康になり、当時のことは誰も信じませんが、自殺も考えたくらいです。そのときにクリニックでカウンセリングを受けて、精神的にかなり救われた感があったのですが、その後に更に、「心と身体と頭のバランスを整える」ココリズムで復活しました。

ココリズムに参加してすごくイメージできたことがあります。それは自分の身体と心が分離してバタッと倒れていたということです。

身体がまず回復してスックと立ち上がって、心も回復して、両方が立ち上がってギュッと一緒になっていく毎日に充実感がありました。

それまでは、ずっと頭ばかりで考えて悩んでいましたから。身体と心は本当に両輪だと思いました。

そして何より、身体がまず回復して立ち上がったときの変化が大きかった。

一日のうち二〇時間は寝て過ごさざるを得なかった自分がここまで回復しました。元気のないころはショボショボしゃべっていたのに、声を出す練習も良かったし、インナーマッスルを鍛える呼吸法で筋力がつき、体幹をしっかり支えるようになったのが大きかったと思います。

「耳鳴りを気にしないようにするのと同じように、悩みも気にしないようにする」というのが自分でも腑に落ちたので、実行するようにしました。

今は趣味の写真が実益を兼ねるほどになり、熱中してつい姿勢が悪くなるんですが、「からだココロ、あたまのバランス！」といつも言い聞かせながら自分のメンテを心がけています。

最後に

私たちは生まれる前にお腹のなかで、三八億年分の進化を遂げます。「胎児」と呼ばれるのは九週目から、それまでの八週間に卵子（真核細胞）から魚類→両生類→爬虫類→哺乳類→人類へと形を変えるのです。

私たちの遺伝子の中に、太古の昔からのミトコンドリア活動など、多くの名残もあります。一〇〇年生きる私たちの身体の中に三八億年の進化の記憶が存在しているのです。

最近の遺伝子研究などでも知られているように、ヒト遺伝子の全ての配列のうち、個人差があるのは〇・五％なのだそうです。

心理学的には、「集合的無意識」（ユング）と呼ばれて、個人的な意識を超えて、人類・民族・集団などに共通した無意識の領域があるのです。

おばあちゃんの知恵袋よりももっと長い歴史の多種多様な知恵袋が、もともとぎっしり詰まっているのが私たちの細胞なのですね。

三七兆個の細胞でできている私たちの身体。
身体全部の細胞が頑張ってくれています。
今頑張ってくれている自分の身体にもっと感謝をして大切にしましょう。
すると更なる可能性が生まれます。

二一世紀になり全ての遺伝子情報の解読ができたものの、本当の働きがわかっているのは全遺伝子情報の二％だそうです。
最近になって今まで何をしているのか不明だった九八％の部分に、遺伝子のスイッチのオンとオフの仕組みがあることがわかったのです。

運動やビタミン摂取などの食べ物によって良い遺伝子のスイッチがオンになるのだそうですが、更に興味深いことに、楽しいこと、わくわくすること、感謝すること、感動すること、というポジティブな反応で、良い遺伝子がオンになり健康になるのだそうです。

私たちは、遺伝子レベルでも、「身体の状態」「心の持ちよう」「脳の使い方」次第で、無限大の可能性を開くことができるのですね。

こういう生き方をしたい、こういう自分でありたい、という夢や希望があって、心と身体を大切にすれば、身体はその生き方を全うできるように全力を尽くします。

精神的にも気力が衰えることがありません。

けれども身体の声を聞かずに、精神や身体のバランスを崩してしまうと、「志半ばにして精魂尽き果てる」という状態に陥ってしまいます。

現代に生きる私たちはともすれば頭脳優先になりがちです。

頭だけでもない。心だけでもない。身体だけでもない。心と頭と身体はいつも協力体制なのです。

大切にしましょう。
自分を大切にしている人は、周囲の人も大切にします。
そういう良い循環の波動はどんどん世界に広がることでしょう。

深川富美代

参考文献

「マワリテメクル小宇宙」 岡部賢二、ムスビの会 二〇〇五年
「しあわせな人生は右脳が開く」 七田眞、リヨン社 二〇〇五年
「つぼトントン」 森川綾女、日本文芸社 二〇一七年
「三つの脳の進化 新装版」 ポール.D.マクリーン、工作舎 二〇一八年
「運のいい人の法則」 リチャード・ワイズマン博士、角川文庫 二〇〇四年
「1日で感動的に声がよくなる! 歌もうまくなる!!」 堀澤麻衣子、司拓也、すばる舎 二〇一一年
「パンセ」 パスカル、中央文庫 二〇一五年
「左の脳と右の脳」 Sally P. Springer、医学書院 一九八五年
「ミトコンドリアの力」 瀬名秀明、太田成男、新潮文庫 二〇〇七年
「スイッチオンの生き方」 村上和雄、致知出版社 二〇一一年

悩んでいる自分から1歩抜け出す
HOP STEP JUMP

著　者　　深川富美代
発行者　　真船美保子
発行所　　KK ロングセラーズ
東京都新宿区高田馬場 2-1-2　〒 169-0075
電話（03）3204-5161（代）　振替 00120-7-145737
http://www.kklong.co.jp

印刷・製本　　大日本印刷（株）
落丁・乱丁はお取り替えいたします。※定価と発行日はカバーに表示してあります。
ISBN978-4-8454-2455-9　　Printed In Japan 2020